《本草纲目》里的博物学

蔬菜与稻谷

余军 ◎ 编著

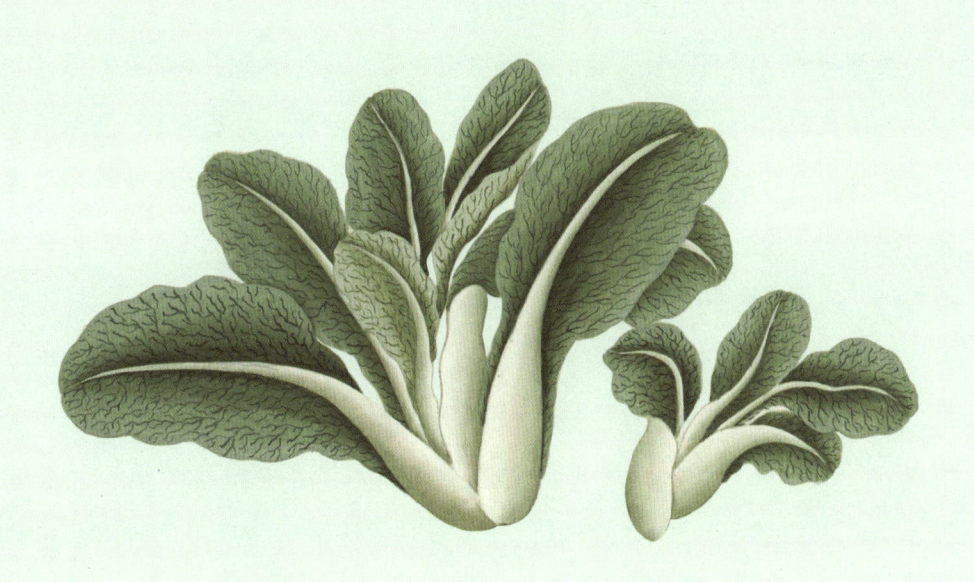

贵州科技出版社
·贵阳·

序

在浩渺的文化长河中，中医药学以其独特的哲学智慧、系统的理论体系和卓越的医疗效果，犹如一颗璀璨的明珠，闪烁着源自东方的特有光芒。它不仅承载着古代先知对自然界的深刻洞察，而且凝聚了中华民族的精神智慧。然而，如何将这数千年的智慧结晶以更贴近现代社会（特别是贴近年轻一代）的方式呈现出来，成为普及中医药学的重要挑战。面对这一挑战，我有幸读到这本创新而富有见地的《〈本草纲目〉里的博物学》。

还未看到《〈本草纲目〉里的博物学》时，就听说这套书是普及中医药学和博物学知识的图书，我便产生了强烈的阅读兴趣，很想看看怎么把内容庞杂的《本草纲目》做成适合大众阅读的图书。

接到样稿简单翻阅后，我的疑问便消失了，这并不是一套完全抄录《本草纲目》原文的图书，而是在《本草纲目》中医药学知识的基础上，重新编纂的一套兼具中医药学和博物学知识的读物。不得不说，这种将古代优秀的传统文化用现代创意进行编辑的想法是很好的，既能传承中华民族几千年来的优秀传统文化，又能让这些难懂的传统文化焕发出全新的生命力。

这套书里面的中医药学知识是经过拣选后重新编辑的，内容简单、直白，筛去了一些模棱两可的内容，保留的都是现代生活中能接触到、能理解的内容。除中医药学知识之外，这套书还加入了许多博物学知识，很好地扩展了《本草纲目》原本的内容，让读者从更全面的角度去了解那些植物与动物。

相比知识类的文字介绍，五颜六色的插图可能更吸引人。作为一种辅助阅读的内容，精美的插图能更直观地展示出各条目的具体形象，让读者清晰地了解《本草纲目》中提到的各类药材究竟长什么样。这对于那些较少接触大自然的读者来说是大有裨益的。读者在外出踏青、游玩时，对照着书中的内容，寻找一下山林之中的"本草"，也是别有一番趣味的。

整体读下来，能看出创作者在这套书中的良苦用心。把《本草纲目》这种内容丰富、条目庞杂的古代典籍做成现代读物，本就不是一件容易的事，许多细小的知识点都需要翻阅很多资料去核对、辨析。作为一套知识普及读物，知识点的准确性更是要加倍注意，创作者付出的辛苦可想而知。

《〈本草纲目〉里的博物学》以其独特且深入浅出的方式，使我们有机会重新审视和欣赏中医药学的博大精深。这套书不仅超越了传统科普读物的范畴，还将历史与未来、传统与创新相融合。我相信，这套书的出版将为中医药学的传承与创新注入源源不断的活力，激发更多的年轻人深入探索这门学问，从而推动中医药学的繁荣与发展。

很高兴能阅读这套书。欣喜之余，也期待能有更多的读者通过这套书了解《本草纲目》，了解中医药学，了解中国几千年的优秀传统文化。希望有更多的读者能够加入传承中华优秀传统文化的队伍，国家的非物质文化遗产需要更多年轻人来传承。

北京市中医管理局原副局长
北京同仁堂中医医院原院长

前　言

现在算起来，我已经在中医临床研究的道路上探索了30多年。一路走来，如果说哪本中医典籍让我最感兴趣，那非《本草纲目》莫属了。

对出生于中医世家的我来说，读中医典籍就像读漫画书一样有趣。在走上工作岗位后，20多年来我一直从事临床中医骨伤保健工作。虽然工作上的事情比较多，但一有时间我仍会拿起几本中医典籍翻阅，《本草纲目》算是其中最为特别的一本。

《本草纲目》就像是一本中医药学、博物学的知识百科大全集，内容之丰富，简直无法形容。学过专业中医药学知识的人阅读这本书是比较轻松的，但对于大多数没接触过中医药学知识的人来说，这部"百科全书"就有点儿难懂了，说它是有字的"天书"也不为过。

我第一次接触《本草纲目》时就觉得它的内容太过庞杂，即使后来走上工作岗位后再翻阅这本书，也还是会有同样的感受。于是我就在想，是不是可以用其他的形式把《本草纲目》的丰富内容重新呈现出来，让对中医药学感兴趣的读者也能读懂这部"百科全书"呢？

一番思考后，我以"删繁就简，古为今用"为原则，着手对《本草纲目》的内容进行筛选，并以类目分册的形式，将同类内容归入一册，最终完成了这套条理清晰、易读易懂的《〈本草纲目〉里的博物学》。

本套书共有6册，分别为《〈本草纲目〉里的博物学：芹草与奇珍》《〈本草纲目〉里的博物学：繁花与果实》《〈本草纲目〉里的博物学：蔬菜与稻谷》《〈本草纲目〉里的博物学：乔木与灌木》《〈本草纲目〉里的博物学：鱼贝与珍灵》《〈本草纲目〉里的博物学：猛兽与家禽》，基本囊括了《本草

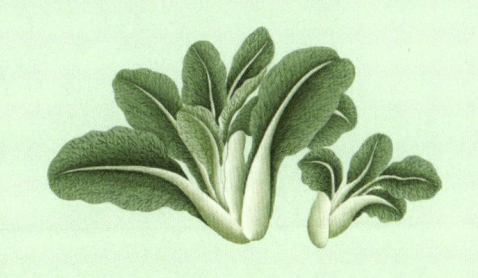

纲目》原书中的大多数内容。

为了更贴近普通大众的阅读习惯，我还在正文之外增加了一些辅助阅读的内容，如条目知识科普等。这些内容的添加，使得本书的知识范围进一步拓展，不再局限于仅介绍本草的药用价值，而是全面介绍本草的特征、形态、习性等，让读者能够更为全面地学习其中的博物学知识。在此一提，书中各条目内容均为科普讲解，现部分条目已被禁止使用。同时，书中故事皆为神话传说，读者若有类似病症请勿自行效仿用药，务必及时就医。

本套书还为每一个条目绘制了精美的插画，更为直观地展示了各条目的具体形象，读者可以从中找到"鹳与鹤的区别"，发现"柑与橘的差异"，了解各类植物与动物的具体特征。

《本草纲目》内容广博，囊括了许多与人们生活息息相关的中医药学常识，这也是其流传千年而热度不减的重要原因。到了现代，《本草纲目》已经走出那些中医药学家的书柜，走进了千家万户。

作为中医典籍中的璀璨瑰宝，《本草纲目》深刻影响了中医药学的发展，如今，随着博物学在国内的兴起，它的博物学价值也进一步凸显。希望这套《〈本草纲目〉里的博物学》能够为读者打开博物学的大门，帮助读者更好地了解神秘的自然，了解先辈留下来的优秀传统文化。

余　军

2024 年 11 月 22 日

第四章 麻、麦、稻类：填饱人们肚子的食物 —— 071

第五章 稷粟类：各种各样用途的谷物 —— 087

第六章 豆类：圆圆滚滚的豆子 —— 101

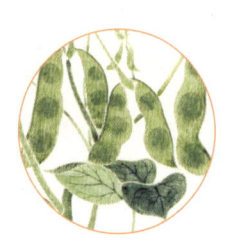

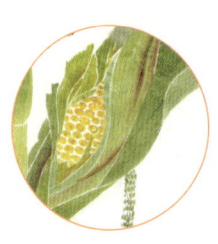

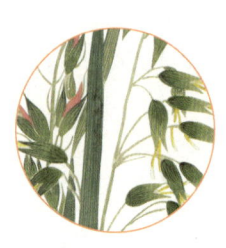

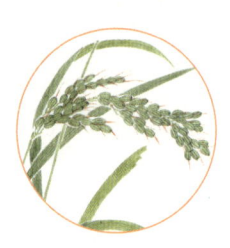

目 录

第一章 味殊类：味道浓烈独特的蔬菜 —— 001

第二章 味佳类：尝起来清香可口的菜 —— 027

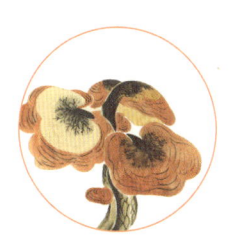

第三章 菌类：无比珍贵的灵芝、香菇 —— 063

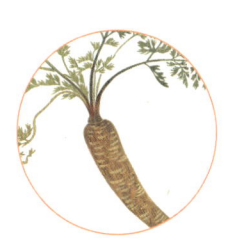

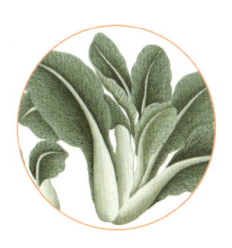

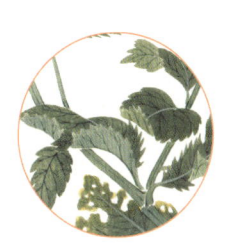

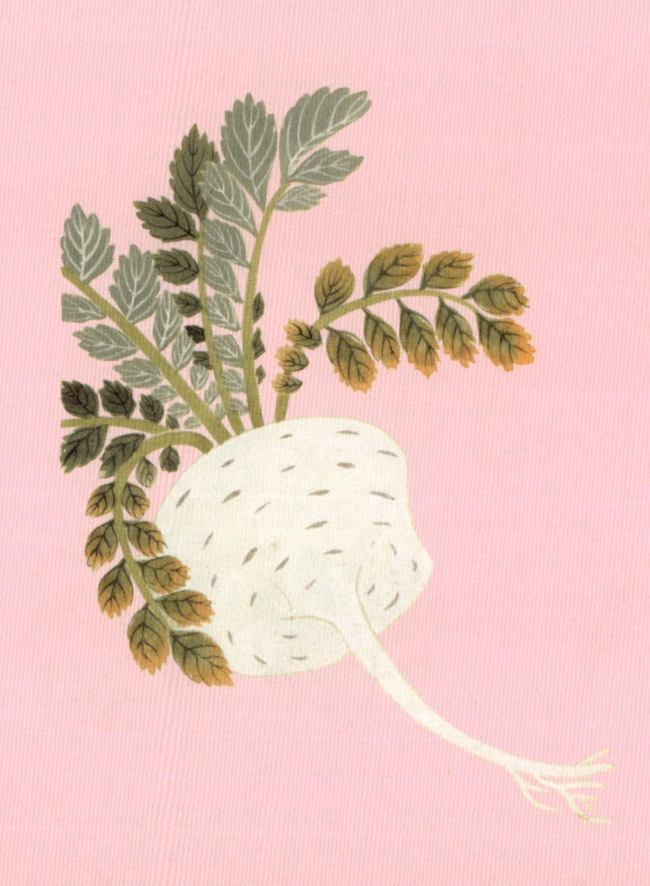

第一章

味殊类：味道浓烈独特的蔬菜

蒜

辣辣的大蒜

别名 大蒜、蒜头、独头蒜
分类 石蒜科，葱属
习性 喜湿怕旱、喜冷凉
功效 杀菌消炎

在三国时期，有"卧龙"之称的蜀国军师诸葛亮十分重视养生，特别喜欢食用大蒜。关于诸葛亮喜食大蒜的原因众说纷纭，其中一个被广泛接受的传说是关于诸葛亮七擒孟获的故事。

相传，诸葛亮为了擒拿孟获，亲自率领百万大军挥师南下。可孟获施展毒计，将诸葛亮一众军马诱至秃龙洞。秃龙洞地势险峻，道路狭窄，最关键的是有瘴气弥漫，且有毒蛇、毒虫出没。在秃龙洞中，蜀军纷纷染上了瘟疫，眼看就要全军覆没。

一筹莫展之际，一位老者向诸葛亮献了一计："此处有哑泉、灭泉、黑泉和柔泉四眼泉水，人若饮之，无药可医；又瘴气密布，人若触之，乃可致死。此去正西数里，有一隐士号'万安隐者'，其草庵前有一仙草名为'九叶芸香'，口含一叶，瘴气不染。"

诸葛亮依言而行，果然取来了"九叶芸香"，使全军得以平安返程。后来，诸葛亮才知道这"九叶芸香"实际上就是大蒜，于是他常常食用大蒜，以求强身健体。

蒜是石蒜科葱属的多年生草本植物，别名大蒜、蒜头、独头蒜。

蒜外形呈扁球形或短圆锥形，剥去外皮后，内有数个蒜瓣，每瓣蒜外包薄膜，剥去薄膜后，可以看到肥厚多汁的白色鳞茎。

蒜是汉朝时从西域传入中国的植物，具有辛辣刺激性气味，可食用，亦可药用。经过人工培育繁殖，蒜可按鳞茎外皮色分为紫皮和白皮两种。

蒜是一种喜湿冷的耐寒植物，农谚说"种蒜不出九（月），出九长独头"，意思是蒜需要在春夏两季采收。

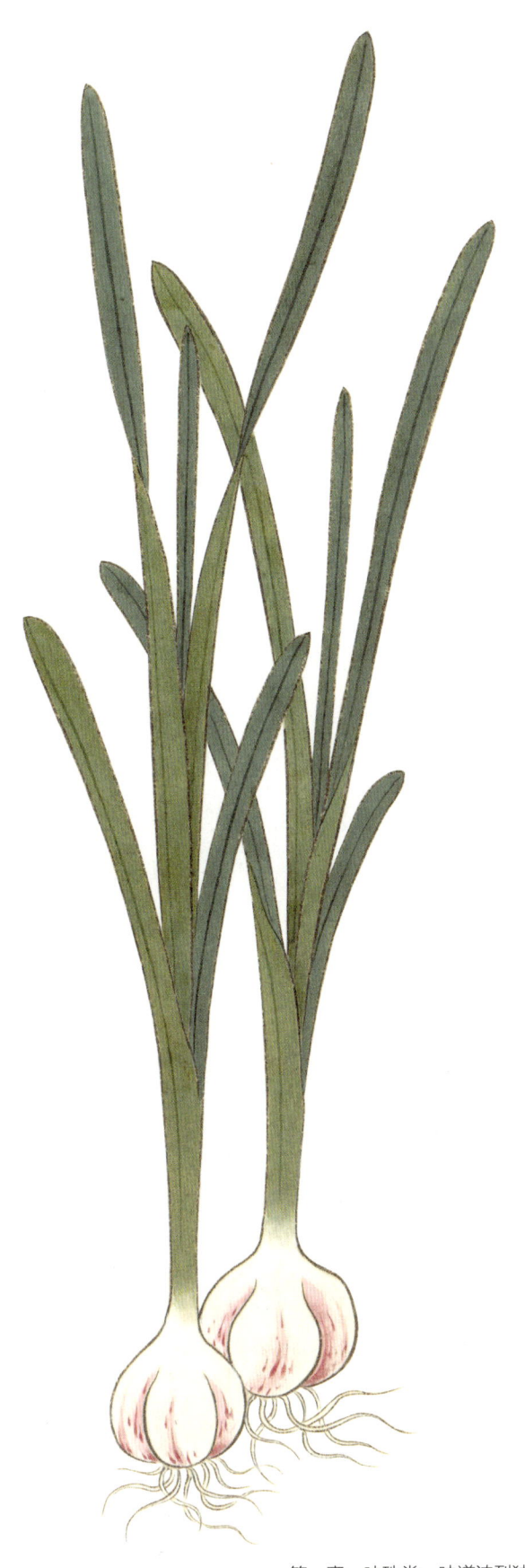

第一章 味殊类：味道浓烈独特的蔬菜

萝卜

长在地里的大萝卜

别名	无
分类	十字花科，萝卜属
习性	耐寒，喜光照，喜松软的土壤
功效	健胃消食、润肠通便等

相传很久之前，浮烟山下有一座小城叫潍县。潍县城内有家小饭馆，老板名叫罗方。罗方虽然年轻，但他做菜的手艺非常高超。

一天，罗方进山打猎，但傍晚时遇到大风，导致他迷失了方向，只能在山里乱闯。正当罗方精疲力尽之际，他突然发现前面有座小茅屋，于是跌跌撞撞地向茅屋跑去。

茅屋里住着一对祖孙，祖父满头白发，孙子是一个十几岁的活泼少年。祖孙俩热情地招待了罗方，并邀请他共进晚餐。晚餐是少年做的，十分美味，罗方尝过之后，不禁对这位十几岁的少年刮目相看。

次日清晨，罗方告别祖孙俩，老人有些为难地说："我年纪大了，不想让这孩子一辈子窝在山里，你能不能带他去城里历练历练，让他见见世面。"罗方本就喜爱这个少年，又蒙祖孙俩收容之恩，于是很爽快地答应了老人的请求。

原来，这个少年叫来福，他不但做菜非常美味，

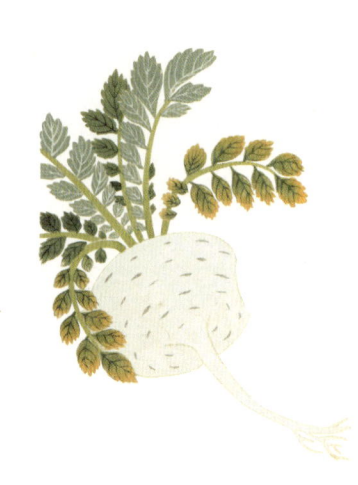

萝卜是十字花科萝卜属的二年生或一年生草本植物，高20～100厘米，常见形状为尖头圆柱形、球形或圆锥形。外皮颜色有白色、绿色或红色。萝卜茎有分枝，无毛。萝卜花呈白色或粉红色，4—5月是萝卜的花期，5—6月是萝卜的果期。

萝卜既可作蔬菜食用，也可药用。其种子、根（含鲜根、干燥根）、叶都具有药用价值。萝卜的种子可健胃消食、止咳化痰；鲜根可止渴，干燥根可润肠通便；萝卜叶可预防并治疗痢疾。

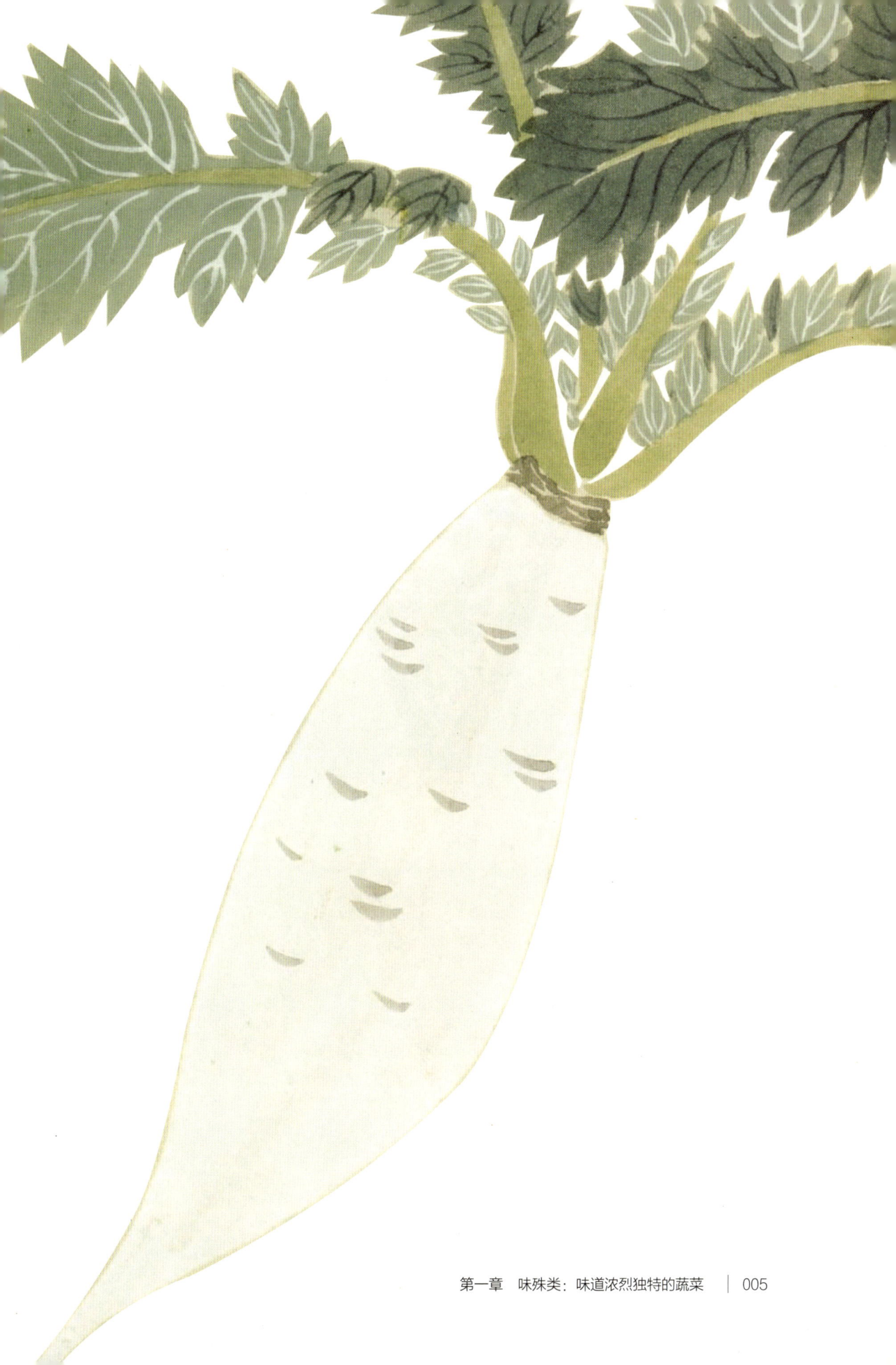

第一章　味殊类：味道浓烈独特的蔬菜　｜　005

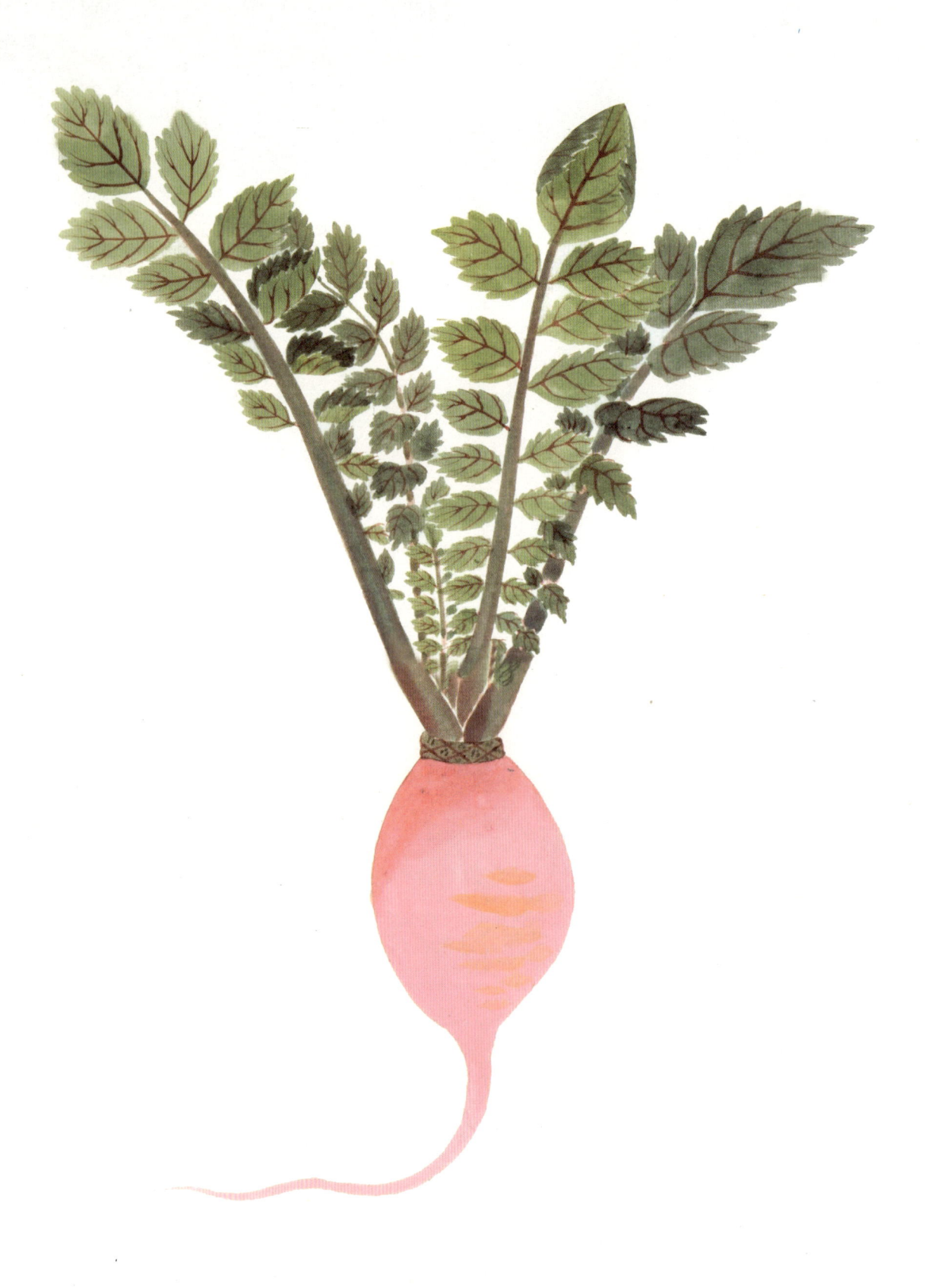

006 | 《本草纲目》里的博物学：蔬菜与稻谷

而且还有个绝活儿，那就是种菜。无论土地多么贫瘠，只要来福去播种、耕作，都能变成丰收的菜地。在来福的帮助下，罗方很快将小饭店扩成了大酒楼。

罗家生意越来越红火，城里的刘财主开始眼红了。原本刘财主的酒楼是城里最大的，可自从来福到了城里，罗方酒楼的规模就超过了自己，这简直让刘财主恨得牙痒痒。经过一番思考，刘财主想出了一个毒计。

他买通罗家酒楼的伙计李二，让李二在客人们的饭菜里下毒，接着毒死李二，并让李二的家人诬告罗方蓄意投毒。接到李二家人的诉状后，县令立刻命人捉拿罗方，将他严刑拷打，但罗方始终不承认。无奈，县令只好把罗方关进牢里，择日再审。

得知老板入狱，罗家酒楼的伙计们都急得团团转。来福沉吟片刻说道："我去试试，看看能否救出老板。"

来到衙门，来福跪在地上说道："罗老板是被冤枉的，小人求和李二当堂对质。"

县令脸一沉："李二已经身死，如何跟你对质？"

来福不慌不忙道："小人有一药方，可令人起死回生，不知李二的尸首现在何处？"

县令冷哼一声："我倒要看看你耍什么花招。来人，把李二的尸首抬上来！"

来福也不多说，他起身走到后堂，片刻之后端出一碗绿色的药汤给李二灌下。半晌，李二竟缓缓睁开眼睛。

众人纷纷称奇，县令立刻问道："李二，你是怎么死的？"

李二愣了半晌，慌忙给县令磕头："小人是被刘财主毒死的！他还叫小人给客人的饭菜下'泻药'，小人真不知道那'泻药'其实是毒药啊……"

事情真相大白，罗方得以无罪释放，可来福却对罗方说道："我本不是人类，此番泄露天机是要遭天谴的，我元神要离去，肉身就留给老板做个纪念。"

说完，来福便化作一根绿色的人参状植物——莱菔，也就是我们今天所说的萝卜。

姜（jiāng）
去毒生热的蔬菜

别名	生姜
分类	姜科，姜属
习性	怕旱、怕涝，喜水、喜肥
功效	治疟疾寒热

相传在上古时期，生姜的根茎呈碧绿色，开出的花朵又大又芳香，非常漂亮。然而，尽管它看起来很漂亮，却浑身是毒。凡是摸过它的人，手都会立刻溃烂；凡是闻过它的香味的人，鼻子也会溃烂。正因如此，人们都很讨厌姜。每当看到它，人们就会用木棍打它，将它连根拔起放在太阳下晒干。姜因此过着东躲西藏、提心吊胆的生活。

有一天，姜逃到一片菜园边，发现菜园里竟然都是昔日苦命的伙伴！正当姜啧啧称奇时，一个老头挑了一担水，仔细地灌溉着园中的植物。老头浇完水后回屋休息，姜在篱笆外向冬瓜问道："你明明是在野地里生长的，不是被人挖走，就是被牛、羊吃掉，怎么现在过得这么滋润？那个浇水的老头是谁？"

冬瓜笑着说："他叫神农，多亏了他，我们才能从野地来到菜园。在他的栽培下。我变得又胖又圆，现在既能当菜，又能做药。"

姜还没听完，就一个筋斗翻到神农面前："神农

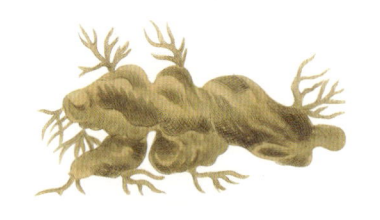

姜是姜科姜属多年生草本植物，别名生姜，花为黄绿色，根茎有刺鼻性香味。姜植株高 0.5～1 米，植株多分枝，且根茎肥厚，有辛辣气味及芳香味。姜的总花梗长达 25 厘米，花苞片呈淡绿色或淡黄色，花期为秋季。

姜生长在中国东南部、中部和西南部，在亚洲热带地区也很常见。生姜和干姜都可以食用，也都可作酱菜。姜的根茎、茎、叶都可以提取芳香油，这种芳香油可以加入化妆品、饮料及食物中。

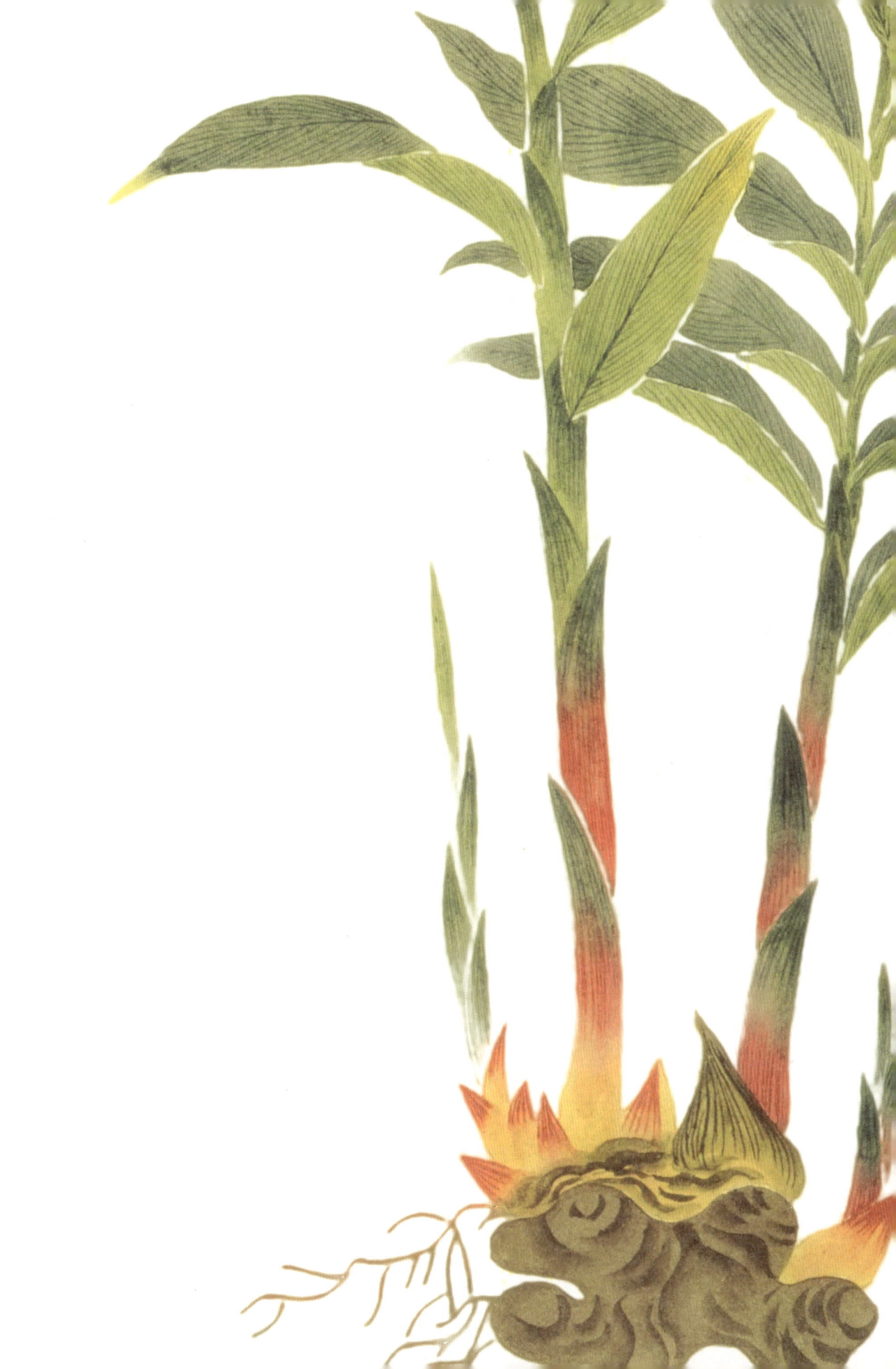

呀，你太偏心了！我的伙伴你全都救了，却唯独不救我！"

神农看了生姜一眼，说道："你是谁？又有什么本事呢？"

生姜骄傲地说道："我叫姜！自然界里谁都不敢惹我！"

神农哈哈大笑道："你这本事太大了，我这儿容不下你啊！你只懂害人，不懂救人，就别怪我偏心了！"

姜感到羞愧，钻到地里去将身上的毒去掉，没过多久，地里又长出了淡绿色的小苗。

神农见姜发生了改变，就将它挖出来尝了一点："嗯，念在你已经去掉了毒，就让你在我的菜园里生存下来吧！"

就这样，姜世世代代流传至今。

茼蒿（tóng hāo）
我们最爱的火锅菜

别名 蒿子秆
分类 菊科，茼蒿属
习性 半耐寒，不喜光照
功效 化痰、利尿

提及杜甫，每个人都能背出他的名句，如"好雨知时节，当春乃发生""感时花溅泪，恨别鸟惊心""两个黄鹂鸣翠柳，一行白鹭上青天"等。

杜甫是唐朝的著名诗人，其祖辈是朝廷官员。年轻时，杜甫的生活可谓相当优越。可是，大唐由盛转衰，杜甫的生活也穷困潦倒起来。

"安史之乱"爆发之前，杜甫已颇具盛名，但战争却阻碍了他的升迁。尽管如此，杜甫的名声仍为他带来了一定程度的好处。例如，在杜甫被罢官后，东川节度使严武便赠予他一片田园（杜甫草堂），以便他安身。

杜甫不仅受到官员们的赏识，还深得民众的尊敬。当时，杜甫常以战乱为题材作诗，为老百姓发声。在老百姓眼中，杜甫是真正和劳动人民站在一边的诗人，因此无论杜甫走到哪里，都有老百姓愿意帮助他。

由于战乱，杜甫颠沛流离，也逐渐患了一身疾

茼蒿是菊科茼蒿属的一年生或二年生草本植物，别名蒿子秆。茼蒿茎秆光滑无毛，不分枝。茼蒿叶互生，呈羽状长条形。茼蒿花呈白色或黄色，与野菊花相似。嫩茼蒿叶可食用，也可入药。茼蒿属于半耐寒、短日照蔬菜，因此对光照的要求不高。在中国山东、河北等地有野生茼蒿生长。

在中国古代，茼蒿是一种宫廷菜，因此又被称作"皇家菜"。茼蒿具有独特的味道，在可食用、药用的同时，它也可以作花园观赏植物。

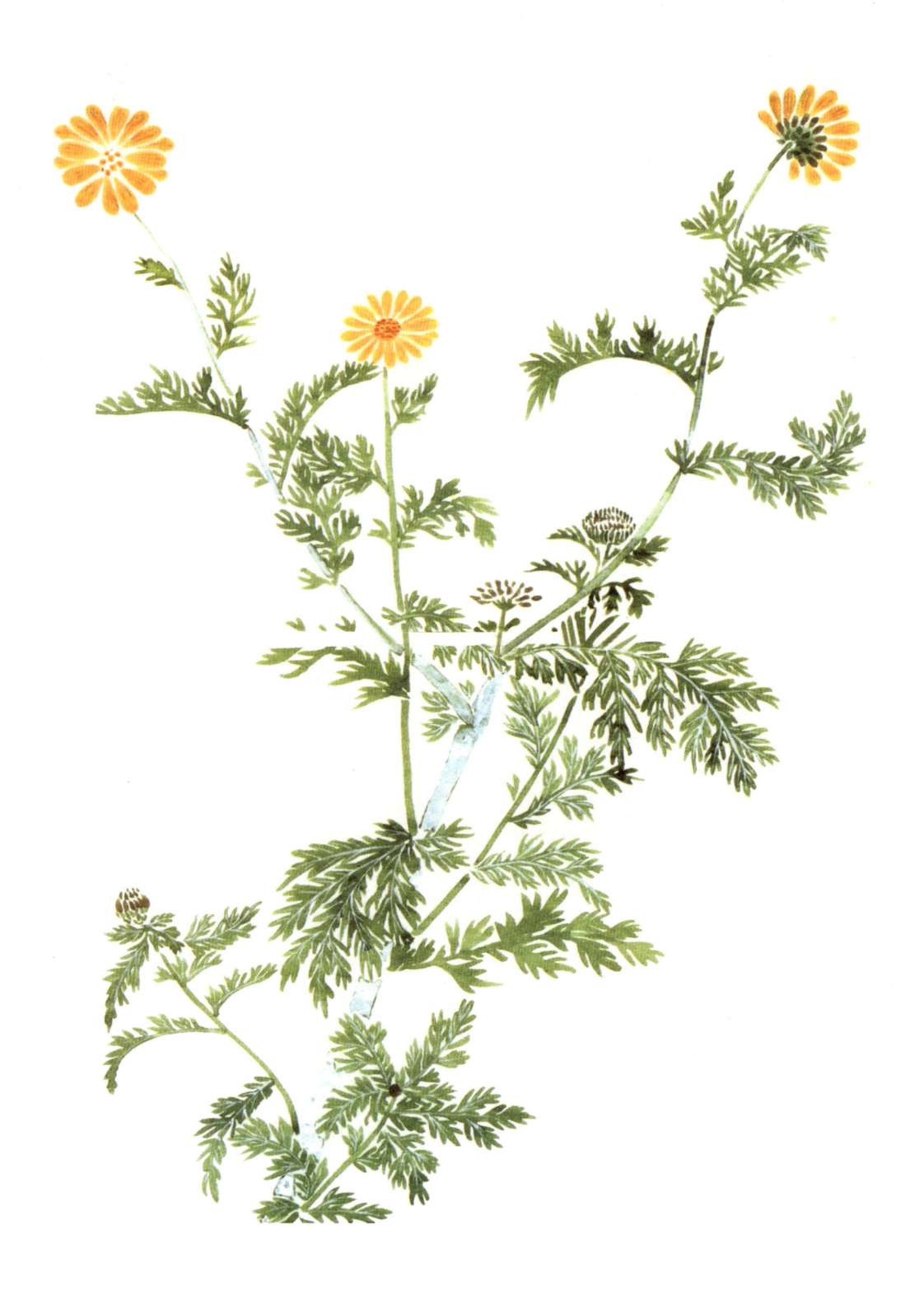

病。相传，五十多岁的杜甫途经湖北公安时，发现这里战乱频繁，几乎找不到什么可吃的食物。不仅如此，杜甫当时眼花耳聋，肺病也相当严重，辗转多时后，他最终在路边坐下喘息。

路过的老百姓见状，立刻用茼蒿、米粉、猪油等做了一道菜给杜甫吃。闻到菜的香气，杜甫连连称赞，而且将菜吃得干干净净。吃了茼蒿煮的菜后，杜甫的身体状况明显好转，精神也逐渐恢复。

没想到茼蒿有如此神奇的功效，这道菜被人们命名为"杜甫菜"。直至今日，"杜甫菜"仍受到人们的广泛喜爱。

芫荽（yán suī）
芫荽就是香菜呀

别名 香菜
分类 伞形科，芫荽属
习性 长在深厚的土层中
功效 消食、通便、化瘀

虽然芫荽是西汉时期由张骞从西域带回的草本植物，但中国也流传着关于芫荽的传说。

相传很久以前，商纣王昏庸无道，宠信妖妃，残害忠良。姬昌（后来的周文王）不满他残害忠良，暗自叹息，却被崇侯虎报告给纣王，纣王立刻将姬昌关入狱中。后来，姬昌家人给纣王进献了金银财宝，姬昌本人又割地求饶，纣王这才免他一死。

姬昌在逃脱后，愈发觉得商纣王不是一个值得扶持的君主。于是，姬昌决定顺从天意民心，为天下主持正义。回到封地后，姬昌开始推行德政，让不少诸侯都归顺于他。在这段时间里，姬昌为攻打纣王做足了准备。

姬昌去世后，他的儿子姬发（后来的周武王）决定向东伐纣。武王伐纣的行为上合天意，下应民心，所到之处无人不愿臣服。然而，有一个叫赵公明的高人，接受了殷商闻太师的礼请，决定辅佐纣王攻杀姬发。赵公明法术高强，姜子牙只好请陆压用法术杀掉

芫荽是伞形科芫荽属的一年生或二年生草本植物，别名香菜。芫荽是人们熟悉的提味蔬菜，多被用作汤饮辅料，也多用于凉菜中。芫荽有强烈的气味，茎呈直立圆柱形，多分枝，有条纹且光滑。芫荽的花为白色或淡紫色，花期、果期为4—11月。

芫荽对土壤的要求不高，且耐低温，最适宜在17～21℃的环境中生长。芫荽的原产地是欧洲地中海地区，西汉时期由张骞从西域带回。如今，芫荽广泛分布在中国大部分地区。

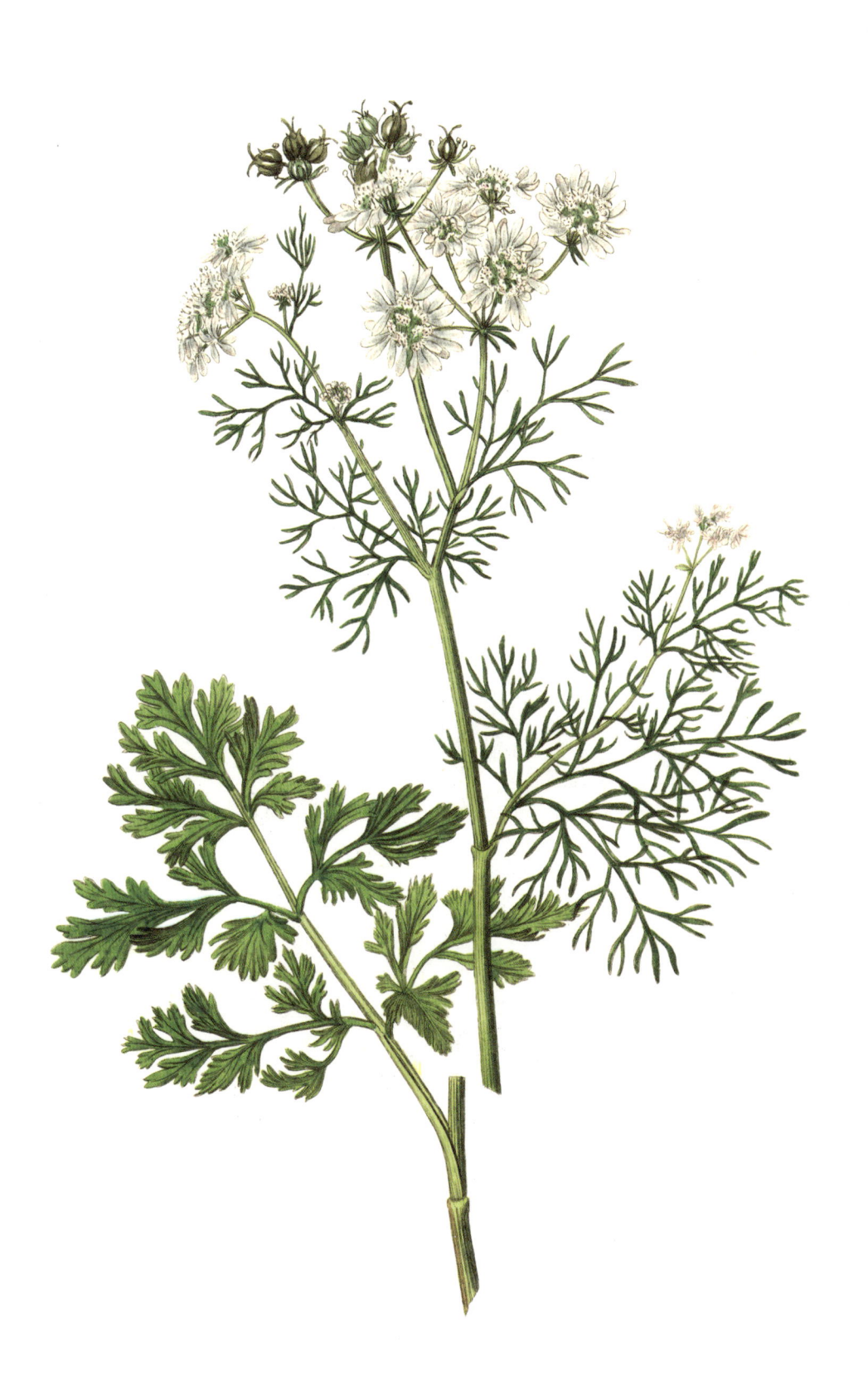

第一章 味殊类：味道浓烈独特的蔬菜 | 015

了赵公明。

　　赵公明一死，他的三个妹妹云霄、琼霄、碧霄愤怒地找姜子牙报仇。两军混战间，杨戬放出哮天犬咬伤了碧霄。云霄和琼霄见妹妹有难，赶紧过来打死了哮天犬。

　　哮天犬死后，其元神回归了天庭，但肉身却被云霄、琼霄、碧霄三姐妹吃掉了。不仅如此，三姐妹还将哮天犬的皮毛埋进坑里。谁知，哮天犬本就是一只仙犬，它的皮毛被埋起来后，反而生出了一种植物，这就是芫荽。

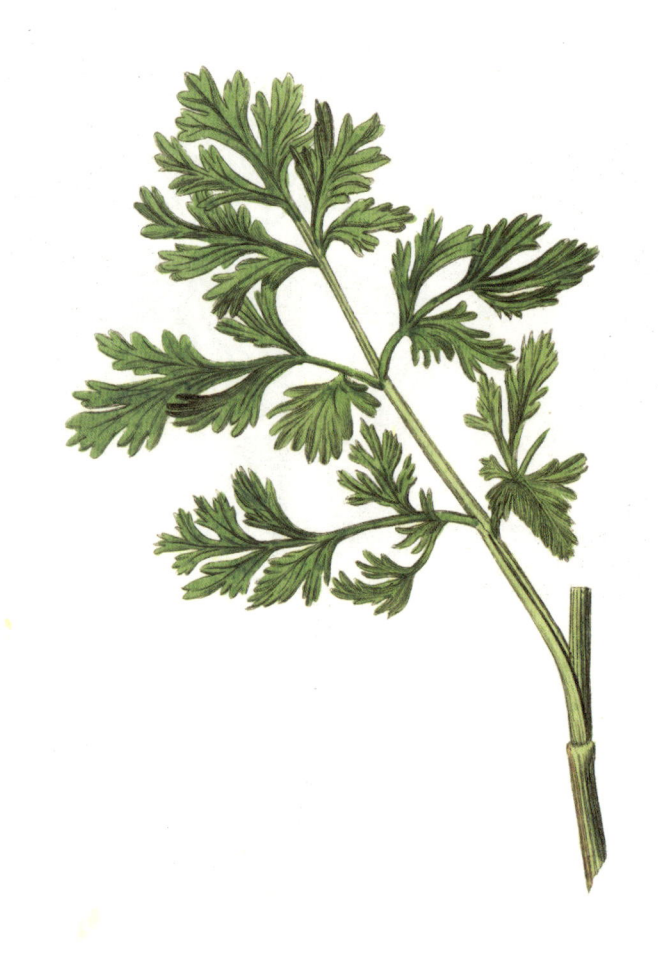

八角

可以当佐料的"菜"

别名	八角茴香、大料
分类	木兰科，八角属
习性	长在半阴的环境中
功效	驱寒、治呕吐

汉高帝刘邦原本是一名亭长，但他善于抓住时势，擅长把握机会，最终成为西汉的开国皇帝。

一日，刘邦正在营帐内研究军情，突然有探子来报，说韩信暗中招兵买马，实际军情与上报军情不符，有谋反迹象。当时，天下未完全平定，刘邦最怕的就是这些大将谋反。为了永绝后患，刘邦决定以剿灭匈奴为名，顺带除掉韩信。谁知，在与匈奴交战的过程中，刘邦不小心中了匈奴人的计策，孤军深入，被困在冰天雪地的白登山上。

刘邦这回可算是有苦说不出了，原本这次出征，众人都推举韩信一同前往，可韩信平三秦，攻打魏、赵、燕，垓下之战又力挫项羽，功劳实在是太大了。功高震主，几乎所有帝王都忌讳这个词。为了不助长韩信的威望，刘邦决定亲自率兵出征，谁知却落得如此下场。

白登山山风凛冽，环境极其恶劣，刘邦大军口粮渐尽，为了活着出去，刘邦每日都只吃一餐，饥肠辘

八角是木兰科八角属的一种植物，别名八角茴香、大料。八角为常绿乔木，树冠塔形，呈椭圆形或圆锥形，树枝密集。八角花为粉红至深红色，果实饱满平直，呈八角形。3—5月，八角的正糙果开花，9—10月果熟；八角的春糙果8—10月开花，翌年3—4月果熟。八角主要产于广西，陕西、江西、广东、福建、台湾、云南、贵州等地区也有种植。

辘，加上饮的水全是冰雪融化而成的，刘邦腹中冷痛，不仅没有食欲，还连连作呕，整个人瘦了一圈。

就在汉军一筹莫展之际，一位须发皆白的老人突然出现。他递给刘邦一颗散发异香的药丸，叫他嚼碎服下。吃了药丸后，刘邦的症状立刻消失了。刘邦急忙询问此物的名称，老者告诉他这叫"八角茴香丸"。

刘邦大病痊愈，又逢陈平献计，一行人总算平安回到汉国领土。回都城咸阳后，刘邦立刻立碑，将"八角茴香丸"救驾之功刻了上去。

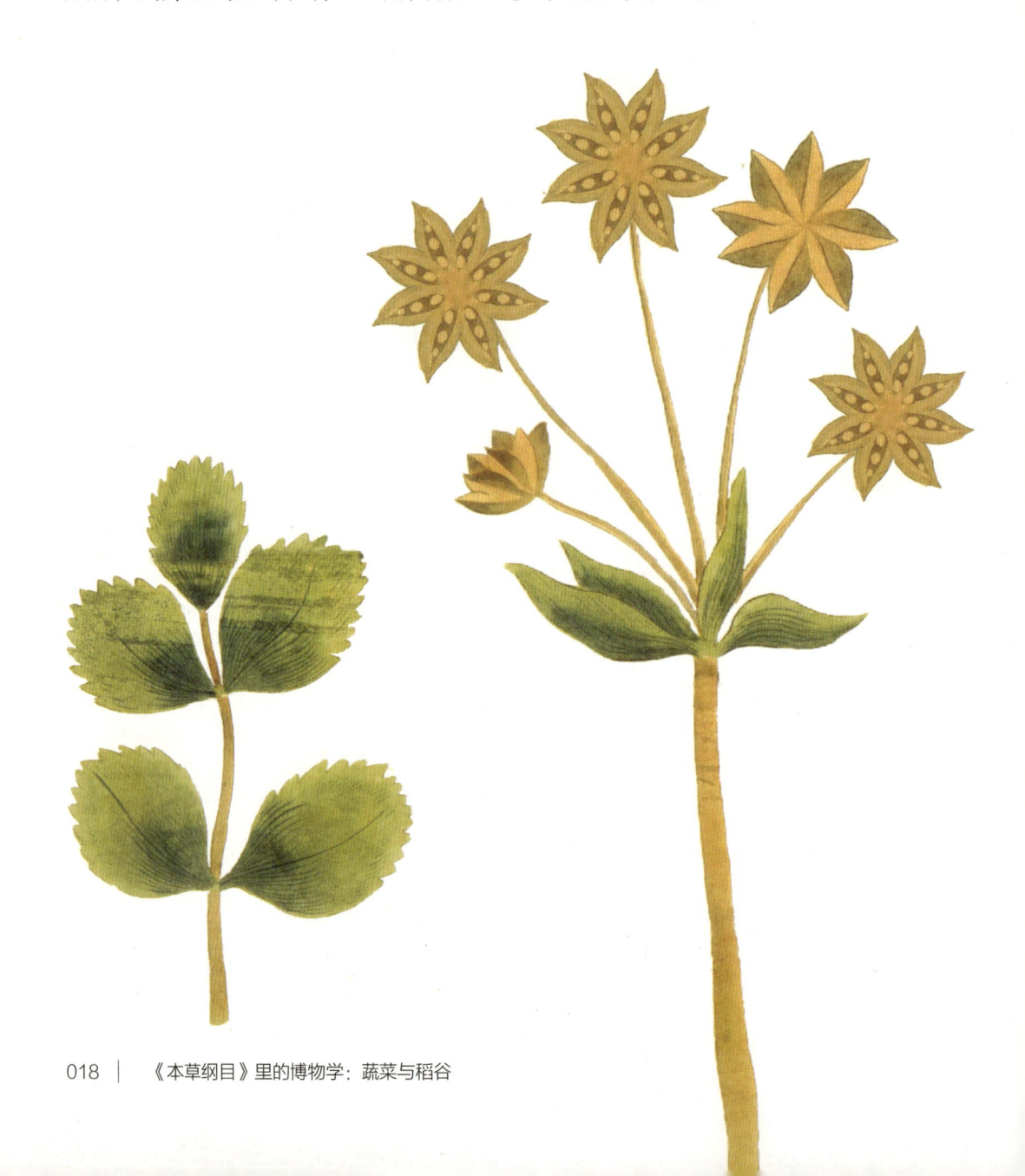

茴香

能治病的带香气的菜

别名 小怀香、小茴香
分类 伞形科，茴香属
习性 长在疏松砂质土壤中
功效 治胀气、呕吐

相传，长白山下有一青年猎户，名叫阿吉。阿吉英俊、勇敢，又是十里八乡出名的神箭手，不少姑娘都悄悄地爱慕他。

一日，阿吉上山打猎，忽见一只野兔在草丛中躲闪。阿吉搭箭拉弓，对准野兔就要发射，谁知野兔突然转了个弯，往反方向跑去。阿吉急忙追去，但还是丢失了野兔的踪影。这还是阿吉第一次追丢猎物，他有些懊丧地坐在地上，发现野兔消失的地方长着一种带着异香的植物。

阿吉皱着眉头摘了一点，放入口中一尝，味道清香馥郁。阿吉感到很惊喜，采摘了许多。原来，阿吉的母亲这段时间食欲不振，面色苍白，还总说自己小腹冷痛，阿吉觉得这种带着香味的草或许能让母亲恢复食欲。

回到家后，阿吉将草煮熟，自己先吃了一碗，见没有什么异常，他便给母亲端了过来。阿吉母亲坐在炕桌前，不知不觉吃了半碗。吃过后，阿吉母亲的症

茴香是伞形科茴香属的多年生草本植物，它的别名小怀香、小茴香。茴香是嫩叶菜蔬。茴香花期为5—6月，果期为7—9月。茴香的嫩叶和颈部可以作菜蔬；果实可作香料，也可药用；根、叶及全草也可入药。

茴香在中国的产地为黑龙江、吉林、辽宁、内蒙古、山西、陕西、湖北、四川、甘肃、广西等。

状奇迹般地消失了。

在村里，不少人都有阿吉母亲一样的症状，听说阿吉发现了这种可以治病的草药，大家纷纷去采摘回来熬煮食用。果然，凡是吃过这种草药的患者，其症状都会很快消失。后来，人们为了纪念这种带有香气的草药，就将它命名为小怀香，也就是今天的茴香。

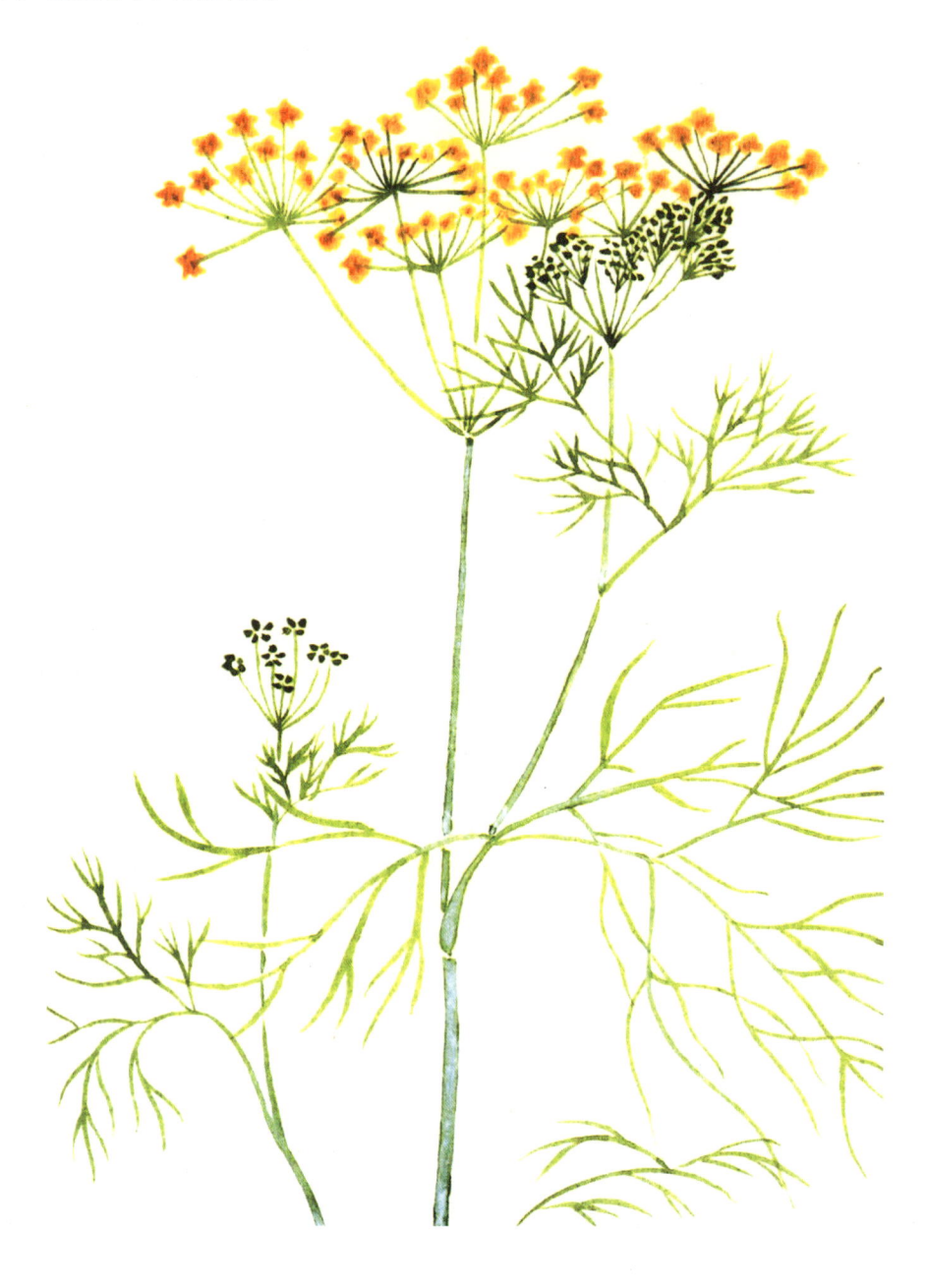

白花菜

酸酸的小野菜

别名	羊角菜
分类	山柑科，白花菜属
习性	喜温耐热，不耐旱
功效	祛风除湿、清热解毒

白花菜风味独特，酸甜可口。然而，人们最为乐道的不是白花菜自身的风味，而是其与诗仙李白的一段渊源。

李白才华横溢，早已声名远扬。他来到安州后，那些青年才俊、文人骚客都争相与他结交。在这些仰慕他的人中，也不乏一些才貌双全的大家闺秀。

天灯村是安州城西南陨水河畔的一个小村庄，村子里有位私塾先生姓白，他膝下仅有一女，名叫白花。白花出口成章，又精通琴棋书画，且长得眉清目秀，不少富贵人家都带着聘礼想求娶白花。可白花是个有气节、不虚荣的女子，无论来求亲的人身价几何，她都毫不动心。

一日，李白游至天灯村，恰好与白花不期而遇。一个是青年才俊，一个是美貌小姐，二人一见钟情，并私定终身。临别时，李白将一块白玉环佩作为信物赠予白花，白花则拿出一块绣着白花的绫罗帕巾赠予李白。

白花菜是山柑科白花菜属的一年生直立分枝草本，别名羊角菜。白花菜无刺，叶片边缘有细小锯齿，无托叶，花瓣为白色，少有淡黄色和淡紫色。白花菜的花期、果期都在7—10月。

白花菜的产地较多，从全球范围看，热带、亚热带地区都有此物的分布，温带地区国家的村落旁、荒地、田野间的杂草中也能寻得此物踪迹。白花菜既可做菜，也可入药，味苦辛，具微毒。

第一章　味殊类：味道浓烈独特的蔬菜

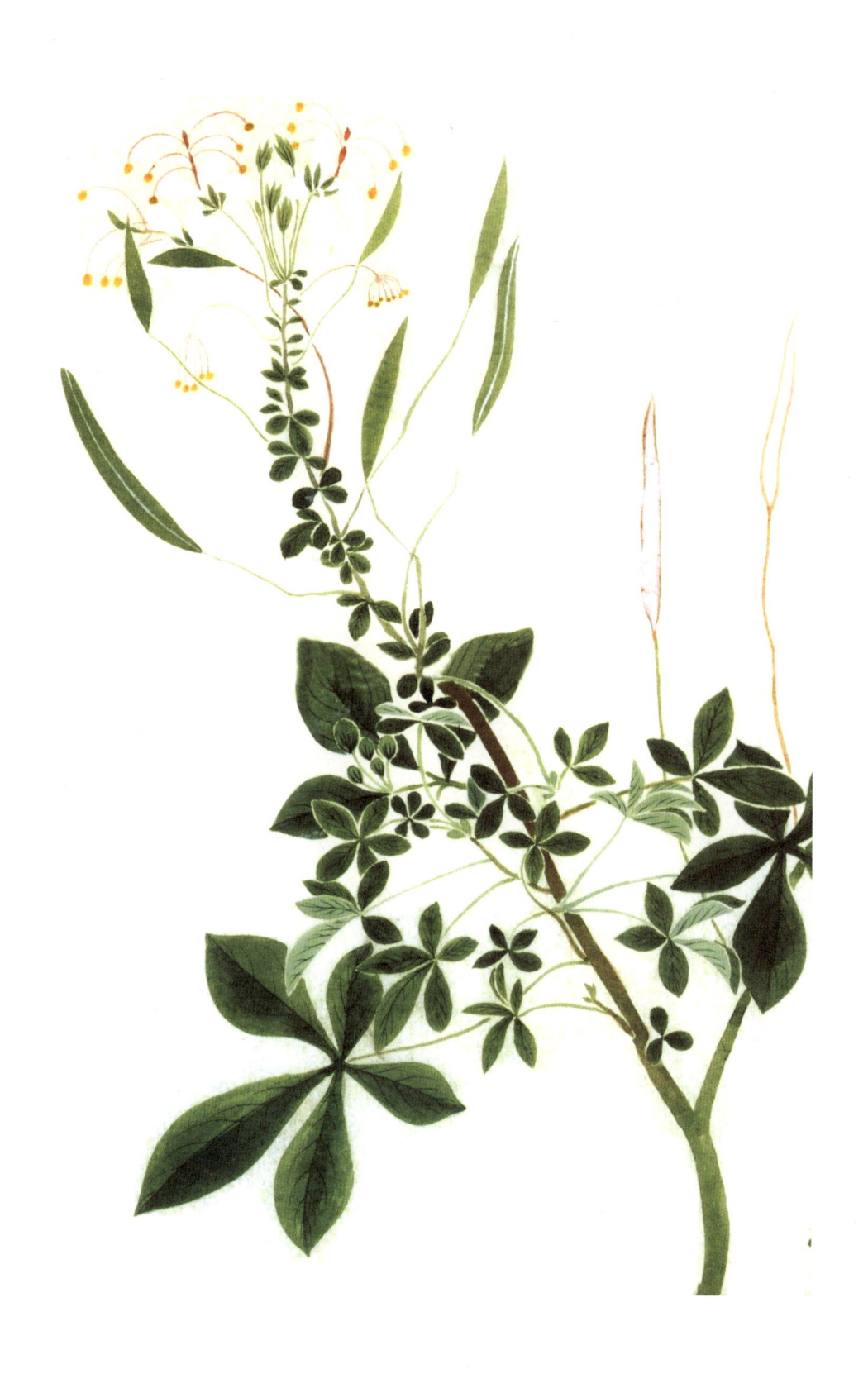

白花回家后，却见父亲一脸愁容地坐在家门口。原来，之前求娶白花的富家子弟中有一位是长史的儿子，他得不到白花，便动了歪心思，将白花的名字写入皇帝选妃的名单中。白花悲愤不已，却也知道自己势单力薄，无法与长史相抗衡。为表忠贞，她在去长安的前一夜纵身跃入陨水河，香消玉殒。

不久，李白访友归来，打算去白花家提亲，可刚到天灯村，他便听闻了此等噩耗。李白悲痛欲绝，他跪在白花的坟前痛哭不止，直到昏了过去。

半梦半醒间，白花悄然来到李白面前，她说道："我已位列仙班，但无法忘却与你的感情。如果你想念我，就将我送你的绫罗帕放在坟前，我便可与你朝夕相见。"

醒来后，李白立刻将绫罗帕放在白花的坟前。转眼间，这块绫罗帕便变成了开着白花的植物。李白将这种植物取回，播种在田里。半个月左右，田里就长满了与绫罗帕上所绣一样的白花。这些花无比芬芳，既可做菜，也可入药。

为了纪念李白与白花之间凄美的爱情故事，人们将这种菜称为"白花菜"。

芥（jiè）
又大又肥的大头菜

别名 芥菜、大头菜
分类 十字花科，芥属
习性 喜冷凉润湿，不耐炎热干旱
功效 治牙病、皮炎

相传东汉末年，诸葛亮在隆中隐居。

一日，诸葛亮感觉身体不适，便独自前往山中采药。在采药的过程中，他发现一种从未见过的植物，便尝了尝其叶子，没想到这叶子辣乎乎的，很开胃。于是，诸葛亮将这种植物挖了出来。这种植物的叶子虽长，但根部却像个拳头大小的青萝卜。

诸葛亮暗想：俗话说"地上百草能养人"，这植物刚才尝过了叶子，没有毒，干脆带回家，说不定对身体有好处呢。思及此处，诸葛亮便采摘了一些，带回家交给妻子黄月英。

黄月英也是第一次看到这样的植物，并不会料理此物，于是，她按照萝卜的烹饪方法，将植物切成了细丝，又放了些佐料调味。菜一上桌，立刻被全家人一扫而光。众人问诸葛亮这是什么菜，诸葛亮随口说道："这菜又大又肥，就叫大头菜吧。"

隆中附近的人们听说诸葛亮种植了很多叫"大头菜"的蔬菜，而且这种蔬菜的味道十分鲜美，于是大

芥是十字花科芥属的一年或二年生草本植物，别名芥菜、大头菜。芥喜湿冷的环境，但需要较强的光照条件，忌炎热干旱，不耐霜冻。芥的叶子可做菜食用，种子可磨粉，就是我们说的芥末，种子也可榨芥子油，种子及全株皆可入药。

家纷纷效仿种植。

后来，诸葛亮出山辅佐刘备。一日，刘备军中缺粮，士兵们面色憔悴，没精打采，诸葛亮便让士兵用木牛流马前往襄阳采购大头菜。大头菜很好栽培，收成又好，刘备本人也非常喜爱这种美味的蔬菜。

为了纪念诸葛亮发现这种蔬菜的功劳，大家也把大头菜称作"诸葛亮菜"或"孔明菜"。

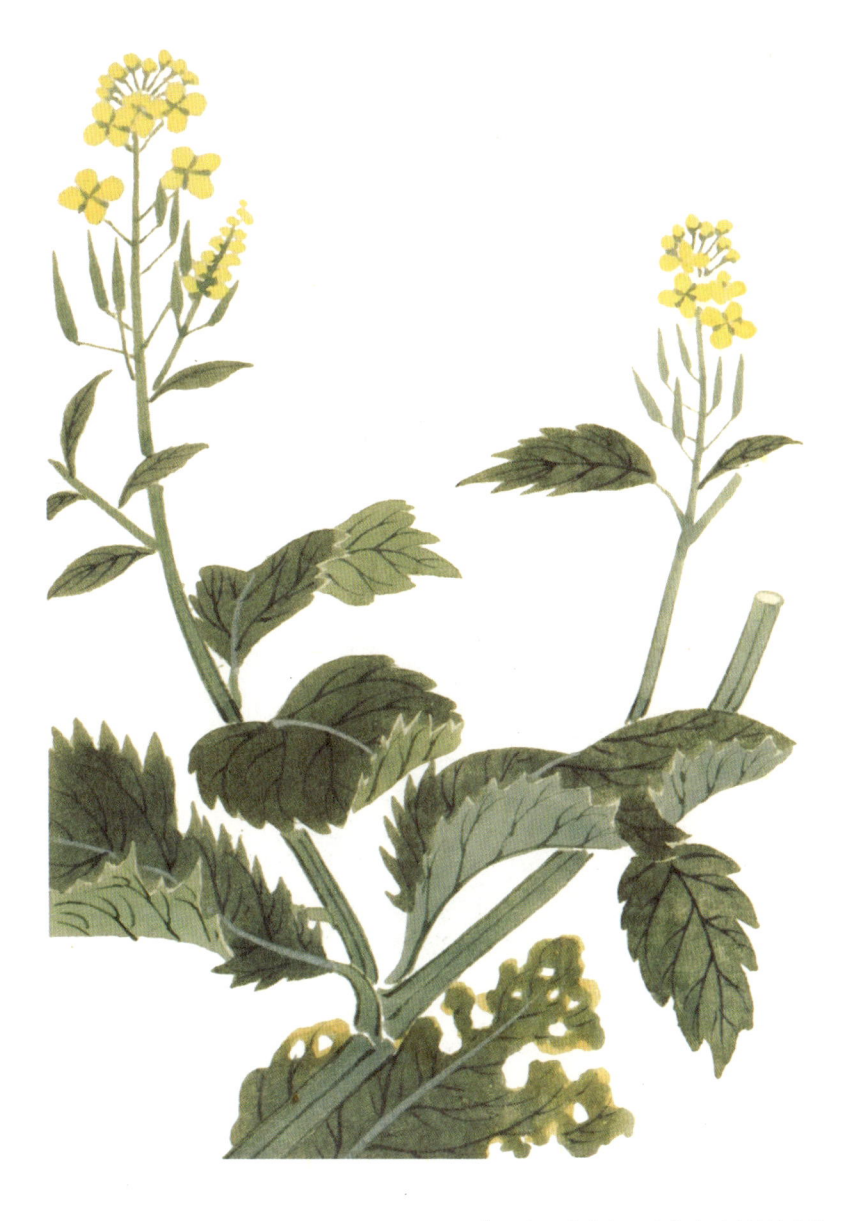

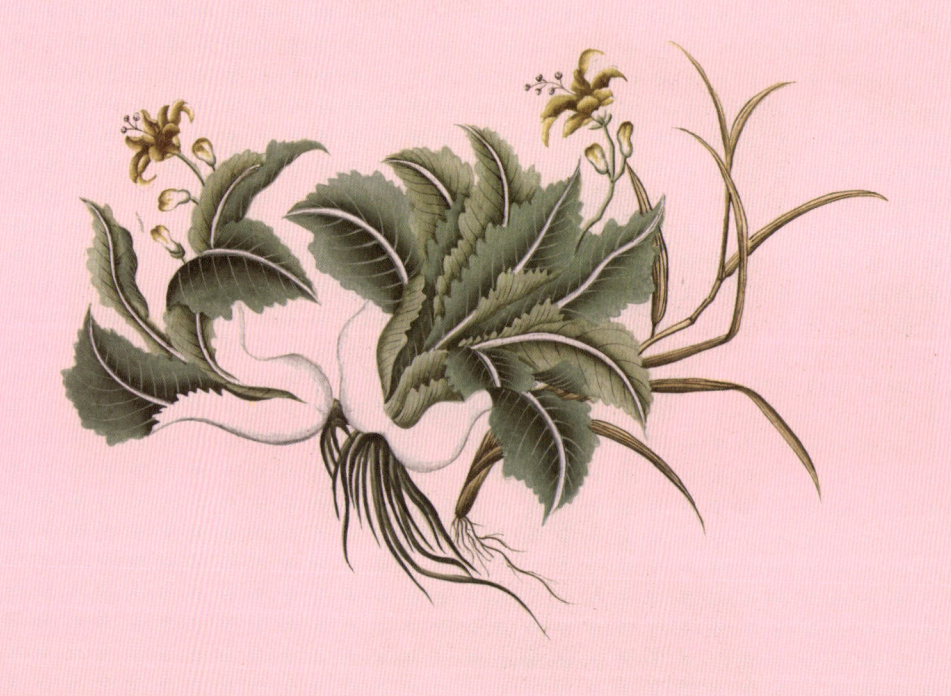

第二章

味佳类：尝起来清香可口的菜

油菜

开黄花的美丽油菜

别名 油甘菜、苦菜、芸薹（yún tái）

分类 十字花科，芸薹属

习性 适合低温

功效 降低血脂，帮助肝脏排毒，宽肠通便

在很久很久以前，越西有一个名叫阿鲁的年轻人，他高大英俊、勇敢善良。

一天，阿鲁砍柴回家经过小河边，突然看到一个美丽的少女正在河边浣纱。阿鲁被少女的美貌吸引，忍不住多看了几眼。从那天起，阿鲁每天砍柴回家都能在河边见到她。

有一天，阿鲁又来到河边，忽见少女失足跌落河中。阿鲁毫不犹豫地跳进河里，将少女救了上来。少女为了报答阿鲁的救命之恩，愿意以身相许。可是，爱慕少女已久的阿鲁却摇头拒绝了。

见阿鲁拒绝，少女这才表明身份："我本是天宫仙女，此番偷偷下凡爱上了勤劳善良的你，你为何不愿娶我？"

阿鲁一听少女是仙女，更加不愿意答应这门亲事了。原来，阿鲁家境贫寒，他舍不得让仙女跟着自己挨饿受穷。

女子见阿鲁态度坚决，便到天上摘了一颗星星

油菜是十字花科芸薹属的植物，别名油甘菜、苦菜、芸薹，原产地是中国。油菜的茎呈深绿色，形状跟白菜相似，花朵为黄色。

农艺学上将种子含油的植物统称为油菜。按照中国栽培油菜的类型，具体可分为白菜型油菜、芥菜型油菜和甘蓝型油菜。油菜主要分布在中国河南、安徽和四川等地，生长在气候相对湿润的地方。油菜有很多用途，比如油菜花可以在含苞待放时食用，花朵凋谢后，油菜籽可以榨取油脂。

来帮助阿鲁。她让阿鲁将星星种在地里，等来年地里开满小黄花的时候，再到河边寻找她。阿鲁依言种下星星，第二年春天，地里果然长满了小黄花——油菜花。

靠着油菜花，阿鲁过上了快乐富足的生活。阿鲁用油菜花做成花轿，到河边将少女娶回了家。从此，仙女便留在人间，跟阿鲁过上了幸福快乐的生活。

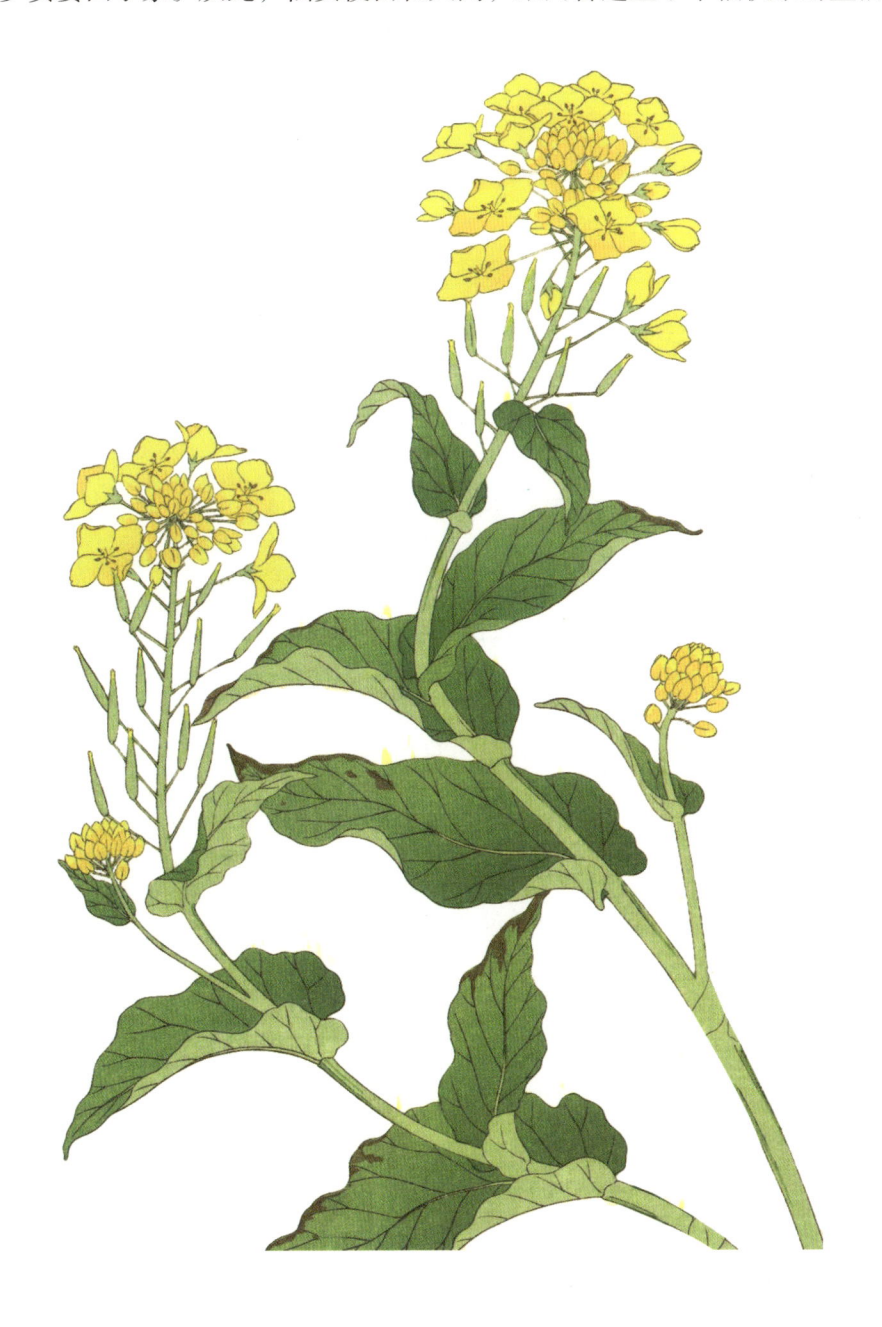

白菜

水灵灵的大白菜

别名	大白菜
分类	十字花科、芸薹属
习性	喜温和冷凉气候，喜土壤湿润但不渍水
功效	止咳、化痰、清肺

在很久以前，有一对苦命的母子生活在云南大理。母亲人称俞大娘，儿子名叫俞生香。俞大娘年纪已高，长年操劳，终于在某天病倒了。俞生香心急如焚，四处寻觅良医，但无论吃什么药，俞大娘的病情都没有好转，俞生香愁得整日睡不着觉。

有一天夜里，疲惫不堪的俞生香在母亲病榻前睡着了。梦里，他遇见一位笑眯眯的白胡子老者，老者对他说："你是个孝顺的好孩子，一定要记住我的话。从中和峰脚下的红龙井下去，井底有道石门。你轻轻扣三下门环，石门便会打开。进了石门，你顺着台阶往里走，拐过十八个弯，就能看到'白菜'。白菜周围有四条红龙守护，你需要向红龙说明来意，并请求红龙赐予你一小片白菜叶。切记，一小片就够，千万不要贪心。"

俞生香醒来后，看见仍躺在病床上的母亲，急忙按梦中老人的话去寻找那片神奇的白菜叶。俞生香来到红龙井，照着梦中的指引，成功找到了由四条红龙

白菜是十字花科芸薹属的二年生草本植物，别名大白菜。白菜高 40～60 厘米，除有些白菜在叶下中脉上有少数刺毛外，全株几乎是无毛的。

白菜通常指大白菜，但它也包含小白菜、甘蓝、圆白菜等品种。白菜的茎、叶都可以食用，在中国北方，白菜的种植面积和需求量都非常大。一般来说，早熟的白菜品种需要在 7 月底播种，中熟品种要在 8 月下旬至 9 月初播种，晚熟品种在 8 月底播种。白菜达到食用标准后，栽种人可根据实际需要适时收获。

守护的白菜。四条红龙感念俞生香的孝心，同意让他摘白菜。俞生香谨记老人的话，只摘了一小片白菜叶，便满怀感激地回了家。

俞大娘将白菜叶含在嘴里，当天就痊愈了。之后，俞生香将剩余的白菜叶送给了那些有病痛的乡亲们，乡亲们也都摆脱了疾病的困扰。很快，南诏王也听说了俞生香和白菜叶的故事，于是将他召进宫来，让他给老太后治病。俞生香又求取白菜叶献给南诏王，老太后果然"药到病除"。南诏王非常高兴，他立刻封俞生香为"进宝状元"，并赐给他很多金银财宝。

后来，有一名姓贾的财主，听说这事后心生贪念，也效仿俞生香去红龙井求白菜。一开始，四条红龙被哭哭啼啼的贾财主所蒙蔽，于是同意他也去摘一片白菜叶回去。谁知，贪心的贾财主连根拔起白菜就想逃跑。四条红龙勃然大怒，整个大理都地动山摇。其中一条红龙抓住贾财主的手脚，将他活活撕成了碎片。

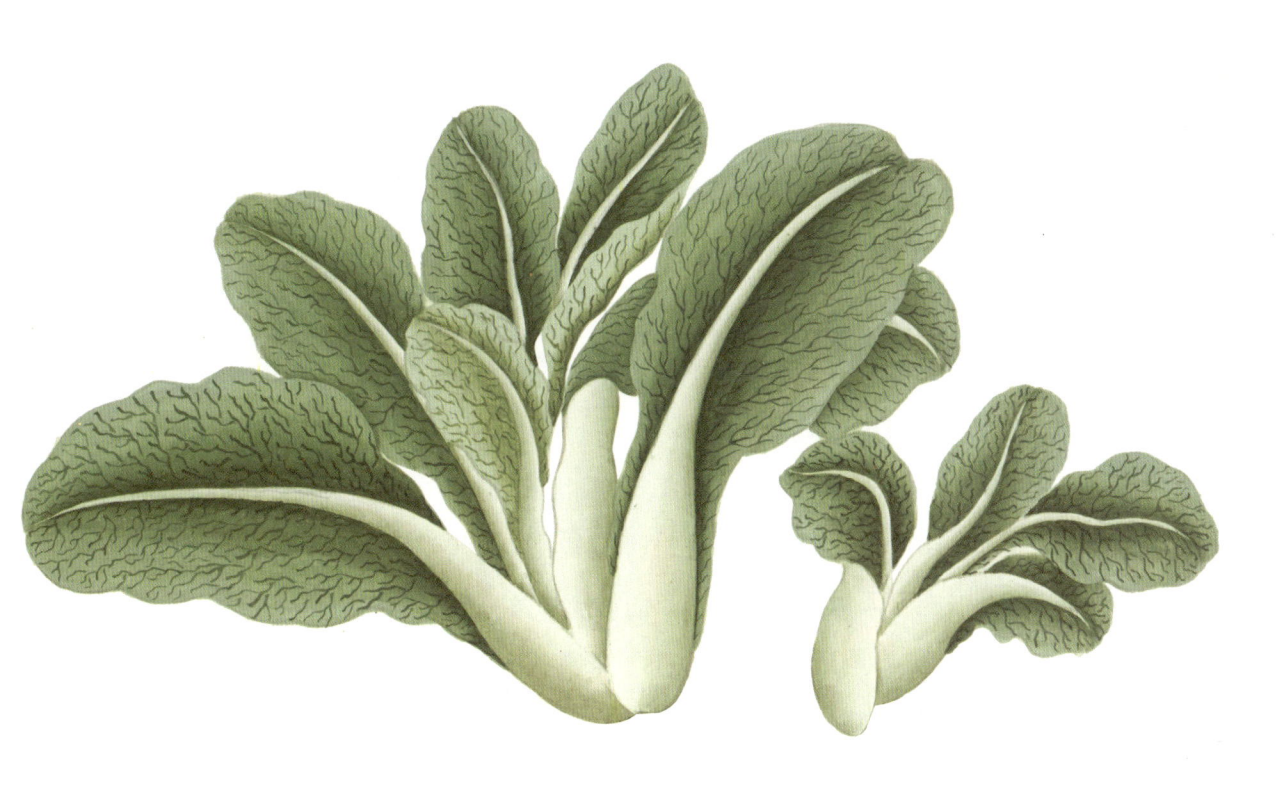

胡萝卜

甜甜的黄色"小人参"

别名 小人参

分类 伞形科，胡萝卜属

习性 长在肥沃、土层深厚、排水好的土壤中

功效 健脾胃、消食

相传完达山脚下有一处村落，村落里有一户农家，夫妻二人白天干活，就把五岁的孩子锁在家里。因为常年被关在家里，所以孩子性格有些孤僻，不爱说话，也不爱笑。

一天，夫妻二人又将孩子锁在家里，孩子耐不住寂寞大哭起来。这时，一个穿着红衣、红裤，扎着小辫子的小孩不知从哪儿钻了进来，笑嘻嘻地问孩子道："小弟弟，要不要我陪你玩呀？"孩子见有同龄孩子，立刻破涕为笑。从那以后，红衣小孩每天都带着浆果、干果来找孩子玩耍，一来二去，孩子活泼开朗了不少，说话时也总是带着笑容。

夫妻俩发现这孩子性格转变如此之大，感到非常惊讶，并怀疑其中一定有原因。于是，二人于次日偷偷藏在房后，打算看看孩子独自在家的时候都做些什么。一会儿，红衣小孩又捧了一些果子来找孩子玩，夫妻俩透过窗户一看，立刻捂住嘴低声呼道："小人参！"

胡萝卜是伞形科胡萝卜属的二年生草本植物，别名小人参。

胡萝卜的茎单生，覆有白色硬毛。胡萝卜的花呈白色，偶尔带绯红色。花期为5—7月。胡萝卜生长于中国江苏、浙江、四川、安徽、江西、贵州和湖北等省份，且广泛分布于欧洲及东南亚地区。胡萝卜的根可作蔬菜食用，也可入药。

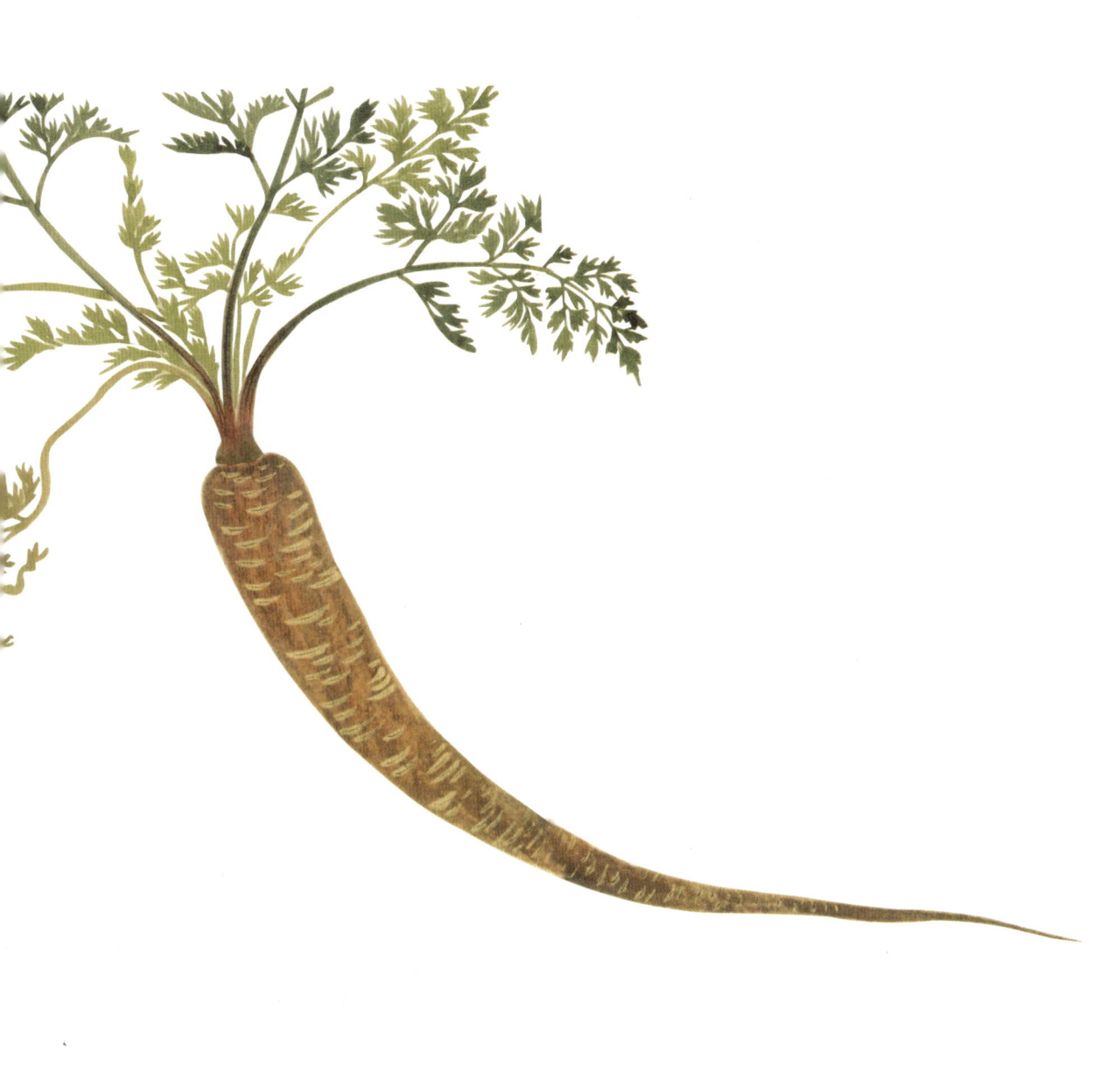

第二章 味佳类：尝起来清香可口的菜

当晚，夫妻俩找出一团红线，将其中一头系在一根针上，然后交代孩子："明天那个红衣小孩再来找你，你就将这根针别在他的衣服上。"

孩子不解，隐约觉得父母是在做坏事，但他依然点了点头。第二天，红衣小孩果然又来了，在父母监视下，孩子只好把针别在红衣小孩的衣服上。可是，在红衣小孩走之前，孩子悄悄扯断了线。

当天晚上，红衣小孩给孩子托梦，在梦里，红衣小孩沮丧地说："小弟弟，我要搬家了，再也不能陪你玩了。你是个好孩子，我送你一壶水，你明早把它浇在园子里，第二年就会长出很多'小人参'了。"

第二天一早，孩子发现枕头边放着一壶水。他将水浇在地里，第二年生出了很多"小人参"。夫妻俩刨出一根尝了尝，又脆又甜。

靠着红衣小孩送来的"小人参"，小孩家成了远近闻名的富贵人家。他长大后将"小人参"的种子带出了完达山，让更多的农民都种上了这种神奇的"小人参"。

芹菜

咬起来"咯吱吱"的

别名 香芹

分类 伞形科,芹属

习性 伞形科,芹属

功效 喜低温、湿润气候,不耐高温

治寒湿、解毒

相传关羽自桃园结义后,便跟随刘备东征西讨。关羽一生光明磊落,忠肝义胆,至今仍是忠义的代表人物。然而,这样一位英雄豪杰,却也有无可奈何的事情。

刘备入蜀之前,为了牵制孙权和曹操,特意将大将关羽留在荆州,并告诉他务必守住荆州基业。关羽虽然忠义,却也颇为自傲。除了刘备外,他视天下英雄为草芥,因此刘备的话他也没太听进去。

彼时,孙权得知刘备率大军进蜀,便让鲁肃想个办法夺回荆州。鲁肃思索再三,决定给关羽发请帖,邀他来东吴做客。

这日,关羽操练军士后回营,只觉得浑身疲惫,食欲不振。关羽正要休息,突然军士来报,东吴使者送来请帖,邀请关将军赴会。关羽冷笑,明眼人都能看出来东吴请客是意在荆州。

关羽正欲答复军士,却突然大叫一声,捂着头摔倒在地,随即便昏迷不醒。军士一见大惊失色,慌忙

芹菜是伞形科芹属的一年生或二年生草本植物。别名香芹。芹菜原产地为地中海沿岸,现如今,世界上大部分国家都已广泛栽培。我国芹菜的栽培始于汉朝,起初是为了观赏而种植的。后来,因不断培育,芹菜逐渐变成现在人们看到的细长叶柄形植物。芹菜既可食用,也可药用。芹菜在中国分布广泛,河北、山东、河南和内蒙古等地都是著名的芹菜产地。

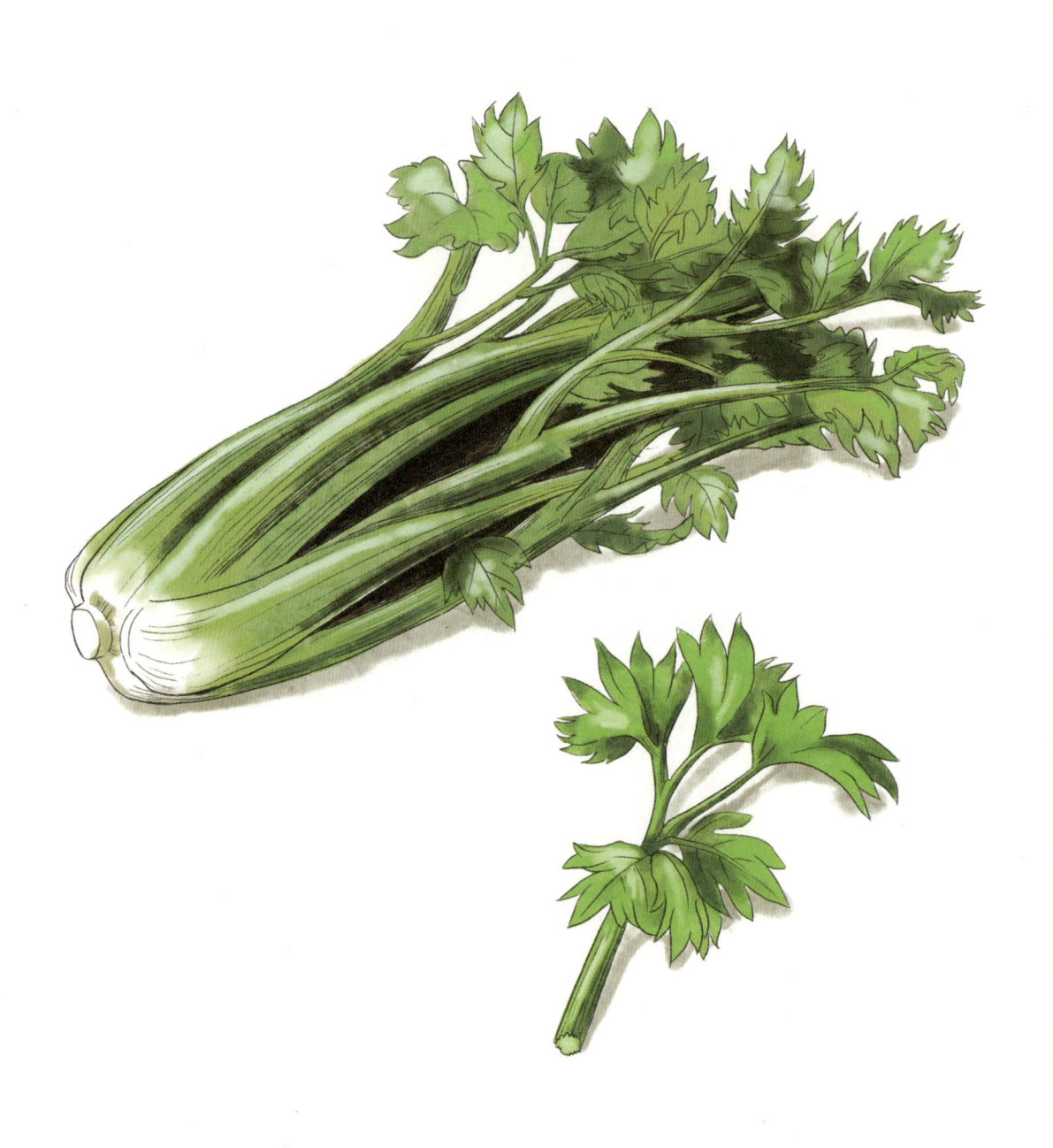

叫军医来看。军医一瞧，症状像是头痛，可是，关羽这病来得突然，一时间军医也没有把握能准确下药，只得在荆州张贴告示求医问药。

告示贴出不久，军帐外就来了一位身着青衣的老人，声称自己种的菜可救赤面长髯的关将军。军士慌忙将老人请进军帐，此时关羽已经醒过来了，只是有些眩晕。老人立刻取出一把绿色蔬菜，叫关羽生服。说来也怪，蔬菜刚一服下，关羽的眩晕便好了不少；等到将一把蔬菜全部吃下后，关羽的症状便全都消失了。

原来，这种菜蔬便是芹菜。关羽吃了芹菜后，立刻精神倍增。他回复东吴使者，自己绝对不会爽约。赴宴那日，关羽单刀赴会，只身闯入东吴，成就了一段千古佳话。

菠菜

使人强壮的绿叶蔬菜

别名 波斯菜
分类 藜科，菠菜属
习性 耐寒喜水，喜欢肥沃的土壤
功效 健脾胃

相传乾隆皇帝最爱到江南微服出巡。一日，他来到普济寺游玩，见天色已晚，就让人打点在普济寺住宿的事宜。因为是微服出巡，所以一众随从也未向寺中人透露来者是一国之君，只说乾隆帝是富家子弟。

晚上，普济寺的厨子给众人做了寺中常见的菠菜豆腐汤和白米饭。乾隆皇帝腹中辘辘，觉得这碗汤实在是美味极了，便赶紧叫随从询问厨子这碗汤的名字。厨子前来回话："这叫'红嘴绿鹦哥，金杯白玉汤'。"乾隆皇帝暗自记下，便就寝休息了。

江南微服出巡结束，乾隆皇帝回到京城，又想起这道"红嘴绿鹦哥，金杯白玉汤"，于是，他便吩咐御膳房做好这道菜，加入晚膳的菜品中。

御厨按照描述，选取了上好的菠菜、豆腐，烩制了一款十分美味的菠菜豆腐汤。谁知，乾隆在品尝之后勃然大怒，以欺君之罪惩罚了做菜的御厨，然后吩咐御膳房明日继续做此菜肴，做不出寺庙做的味道就要严惩御厨。一连几天，乾隆皇帝惩罚了不少御厨，

菠菜是苋科菠菜属的植物，别名波斯菜。菠菜植株高度达1米，茎直立中空，脆而多汁。根呈红色或白色的圆锥形，叶呈鲜绿色的卵形或戟形。

菠菜虽是耐寒蔬菜，但高温、长日照更适宜菠菜生长。按照种子形态，菠菜可分为有刺种和无刺种两个变种。菠菜的原产地是伊朗，现如今已遍布世界各个角落，中国各地也均有栽培。

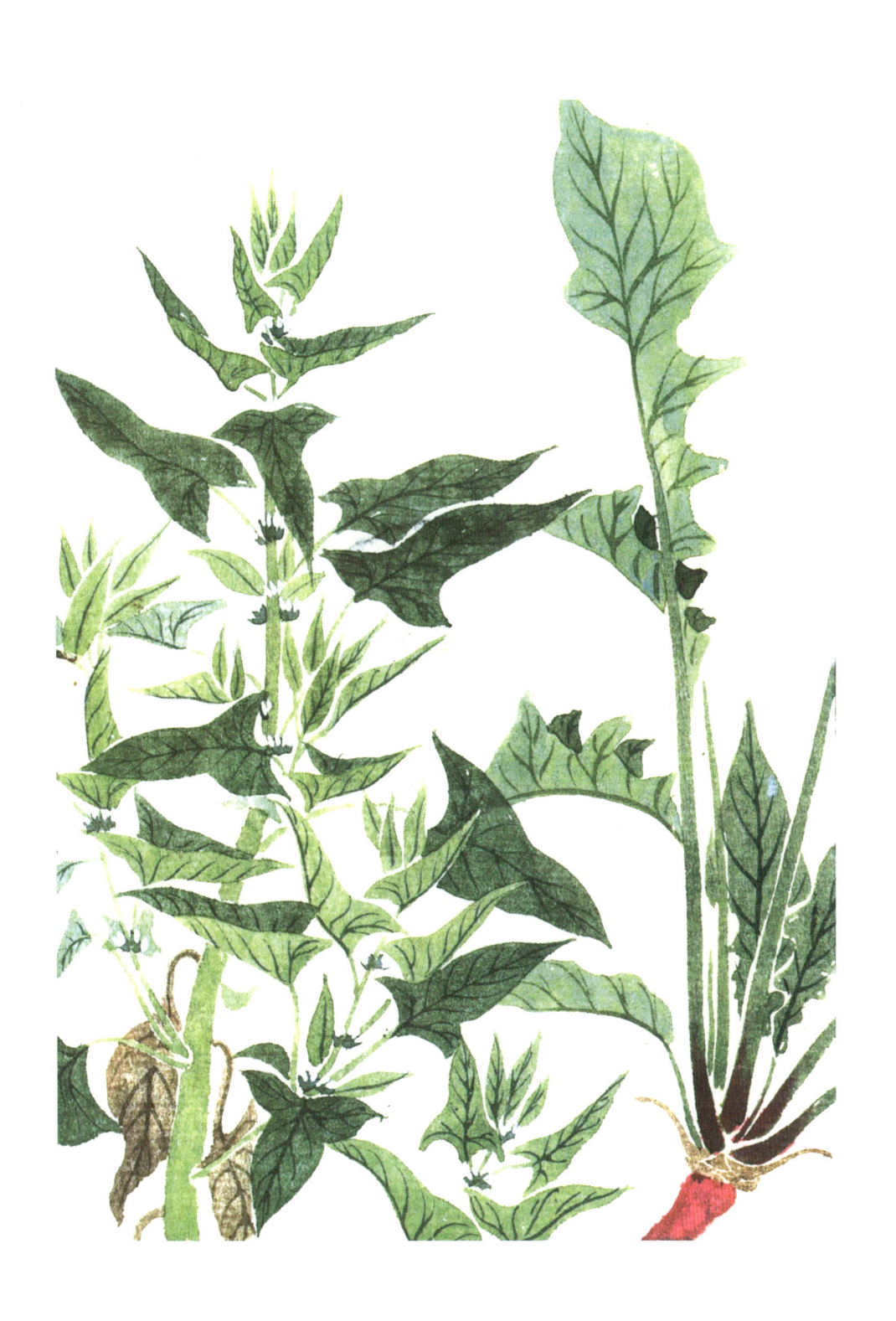

第二章 味佳类：尝起来清香可口的菜

可还是没有吃到跟普济寺一般美味的"红嘴绿鹦哥，金杯白玉汤"。

当初跟乾隆帝下江南的侍卫中，有一位不忍御厨遭此横祸，便日夜兼程前往普济寺询问厨师"红嘴绿鹦哥，金杯白玉汤"的做法。厨师听完侍卫的来意，叹了口气道："我那日不知是皇帝驾临，只当是富家公子，便将菜名说得风雅了些。其实，这道菜并没有什么秘方，只因皇帝当时饥肠辘辘，所以觉得饭菜吃起来特别香。可回到京城，皇帝每顿饭都有上百道菜，哪还会觉得普通的素菜好吃呢？"

侍卫恍然大悟，回到京城后，侍卫劝皇帝到百里外的行宫围猎，皇帝一时兴起，一直围猎到红日西沉才风尘仆仆地回到营地。这时，侍卫让跟来的普济寺厨子端出"红嘴绿鹦哥，金杯白玉汤"献给皇帝。乾隆帝一尝，大喜道："这才是我朝思暮想的'红嘴绿鹦哥，金杯白玉汤'啊！"

趁着皇帝高兴，普济寺的厨子赶紧将事情原委上禀，乾隆帝这才恍然大悟。他立刻下令补偿那些被错罚的御厨。

时至今日，乾隆皇帝和"红嘴绿鹦哥，金杯白玉汤"的故事仍在普济寺一带流传。

马齿苋

我们身边最常见的"杂草"

别名	五行草、太阳草
分类	马齿苋科，马齿苋属
习性	喜高温，耐旱、耐涝，喜欢肥沃的土壤
功效	健脾胃

相传，很久很久之前，帝俊与羲和生了十个太阳，他们都住在遥远的东方海域。海水中有一棵大树叫扶桑，他们就睡在扶桑的枝条上。到"值班"时，这十个太阳便轮流出来"执勤"，为世界播撒阳光。

一日，这十个太阳一同出来玩耍，大地出现了严重的旱灾。太阳们烤焦了森林，晒干了大地，也晒枯了草木禾苗。在十个太阳的照射下，不少人干渴而死。

这时，一位叫后羿的勇士站了出来，对大家说道："我自小习射，而且力大无穷，让我去跟太阳们讲讲理吧，如果他们不听，我就用手上的这把神弓把他们射下来！"

人们纷纷感谢后羿。在大家的簇拥下，后羿手拿神弓来到东方海域。他对着天空喊道："太阳，你们看看人间都成了什么样子！赶紧回去吧，不然，我就要把你们射下来了！"

这时，十个太阳在空中忘我地玩耍，哪里会理

马齿苋是马齿苋科马齿苋属的一年生草本植物，别名五行草、太阳草。全株无毛，茎伏地铺散，有淡绿色或暗红色枝杈；叶互生，叶柄粗壮，叶片肥厚、扁平，类马齿状，上部呈暗绿色，下部呈淡绿色或暗红；花无梗，苞片呈叶状，萼片呈盔形，花瓣呈倒卵形。花期一般在5—8月，果期则在6—9月。

马齿苋耐旱、耐涝，喜肥沃土壤，多生长在田园、路旁，是一种田间常见的杂草。其广泛分布于温带及热带地区，我国各地均有分布。

马齿苋全草皆可药用，具有清热祛湿、消肿解毒、消炎利尿等功效；嫩茎叶可以食用，口感偏酸；种子则具有明目的功效。

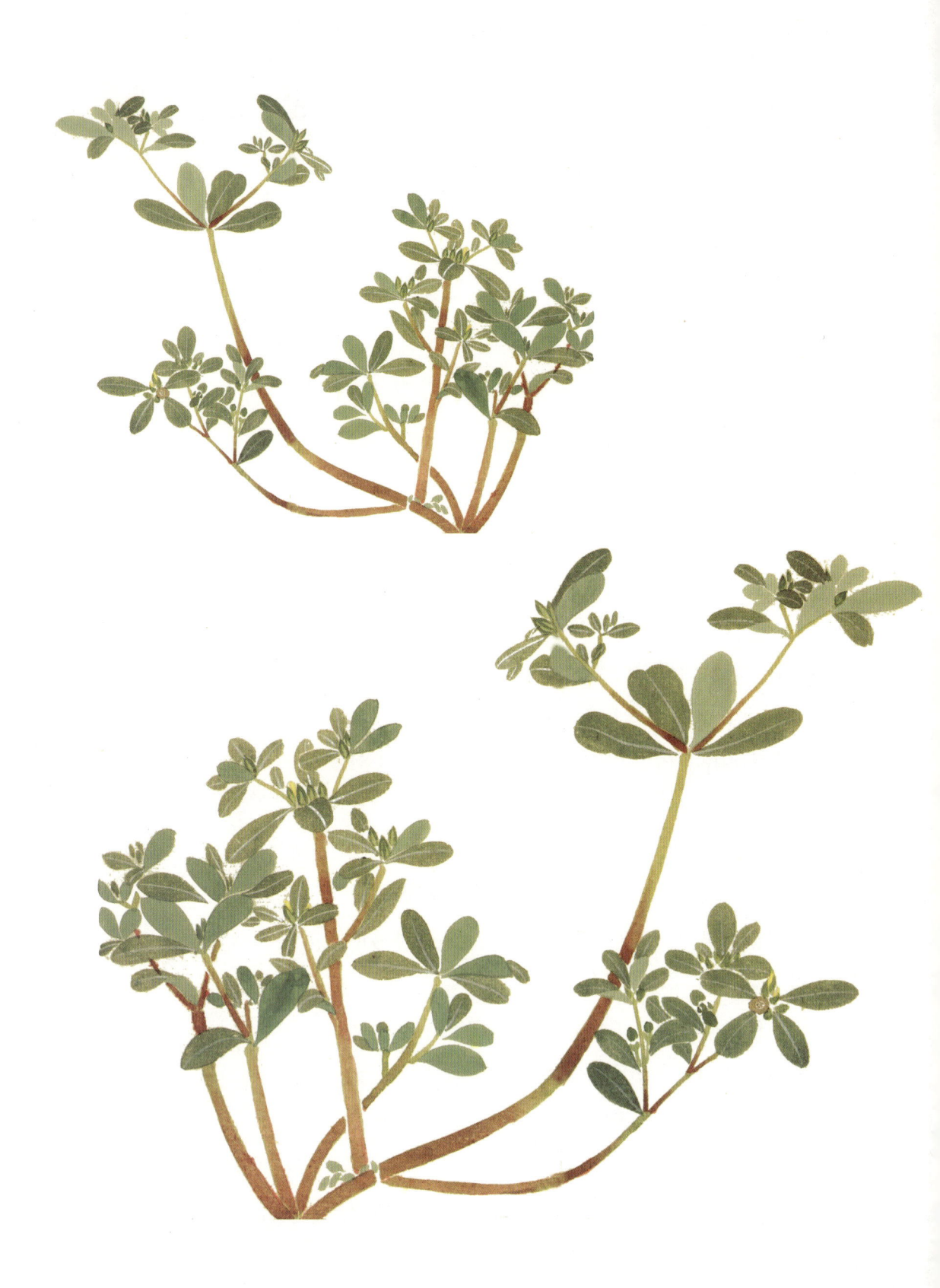

042 | 《本草纲目》里的博物学：蔬菜与稻谷

会一个凡人！见太阳们对自己的要求置若罔闻，后羿也不再多说，只见他搭弓射箭，一箭便射下其中一个最大的太阳。太阳们立刻慌了神，在空中东逃西窜。后羿一口气射下九个，只剩最后一个寻不见了。

原来，最后一个太阳躲在马齿苋下面，马齿苋遮住了太阳。这时，老百姓追了过来："不要再射了，留一个吧，这个世界没有太阳也不行啊。"

就这样，后羿留下了一个太阳，也就是现在的太阳。由于马齿苋对太阳有救命之恩，所以盛夏时节，马齿苋不但晒不死，反而生长得更加旺盛。所以，马齿苋的别名叫"太阳草"。

荠（jì）菜
有营养、能入药的小菜

别名 地米菜
分类 十字花科，荠属
习性 耐寒喜冷凉，喜光，不耐水
功效 健脾胃

相传唐朝末年，丞相王允的三女儿王宝钏因不喜权贵，一直不同意各个豪门公子的求亲。

一日，王宝钏外出游玩，突然遇到一伙歹人，千钧一发之际，幸得一文武双全的寒门书生相救，此人便是薛平贵。王宝钏芳心暗许，便跟父母说要抛绣球招亲。

抛绣球当日，王宝钏"王孙公子千千万，彩球单打薛平郎"，可王允一家嫌弃薛平贵出身寒微，坚决不同意这门亲事。万般无奈，性格刚烈的王宝钏与父亲三击掌断绝了父女情分，以平民女子的身份嫁给了薛平贵。二人就住在寒窑中，过着极其清贫的日子。

后来，西凉国反唐，薛平贵毅然参军。王宝钏虽然不舍，但还是深明大义地让丈夫去了。薛平贵走后，王宝钏的生活更加艰苦，她独身一人苦守寒窑十八年，其间无论谁来劝说，她都矢志不渝，不愿失节改嫁。

这十八年来，每逢春日，王宝钏就在寒窑周围挖荠菜充饥。原本荠菜是一种口感香甜的蔬菜，可它看

荠菜是十字花科荠属的一年生或二年生草本植物，别名地米菜、护生草、菱闸菜等。荠菜叶丛生，呈莲座状，花小，花瓣呈白色，花期为3—5月。

荠菜的嫩叶可食用，也可入药，营养价值很高。中国采集荠菜并食用的记录最早可追溯到公元前300年。荠菜在中国的分布相当广泛，不少地区都有在特定的日子里吃荠菜饺子或荠菜炒蛋的习俗。

王宝钏日子赤贫，心中苦闷，于是变成了如今带有苦涩味道的野菜。好在薛平贵不负宝钏，十八年后当上西凉国王，亲自来寒窑将宝钏接入宫中。

小小荠菜见证了王宝钏守节的艰苦辛酸，也见证了凄美的王薛之恋。王宝钏到了西凉宫中，也将荠菜放入花园培育，这种野菜也得到了西凉人民的喜爱。

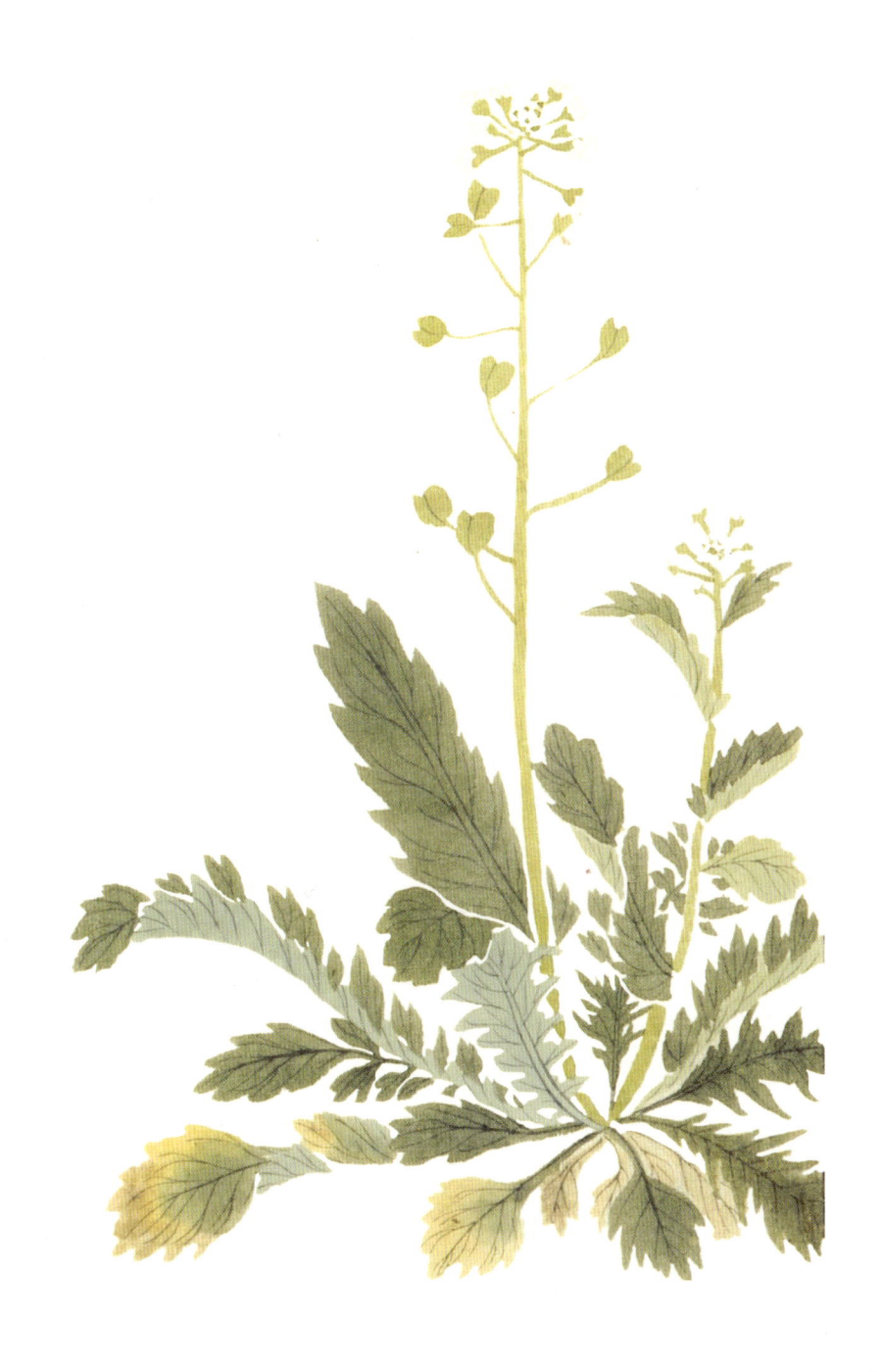

苜蓿（mù xū）

马儿爱吃的"粮食"

别名	金花菜
分类	豆科，苜蓿属
习性	耐干旱，喜欢肥沃的土壤
功效	健脾胃

相传在华北平原上，有一个叫南槽村的小村庄，南槽村西边有一户王姓人家，全家以种植和贩卖各类蔬菜为生。

一天，王家的大儿子外出贩卖蔬菜，还未到集市，大儿子就碰见一个须发皆白的老者。老者叫住大儿子，说想用一把菜籽换大儿子的一筐菜。大儿子以为老者在拿他取乐，于是不以为意地往集市走去。晚上，大儿子挑着空筐回来，跟家人说了这桩奇怪的事，大家都没有在意，只有小儿子好奇老者手里的菜籽究竟能种出什么菜来。

第二天，王家的小儿子也外出贩卖蔬菜。果然，在去往集市的路上，那位老者拦住了小儿子，问他要不要用一筐蔬菜换取一把菜籽。小儿子很爽快地换了一把菜籽，并问老者姓名，老者说自己叫莫须。小儿子拿了菜籽后，兴冲冲地回家将菜籽种进地里。家人都埋怨小儿子，说他上了莫须的当。可是，小儿子却不当回事，悉心地种着菜籽，想看看究竟能种出

苜蓿种类繁多，是苜蓿属的一种多年生开花植物，别名金花菜。苜蓿属于小叶植物，无香草气味。苜蓿花很小，花冠有黄色、紫色、褐色、青色等，中国产的苜蓿主要是紫花苜蓿，形似三叶草，耐干旱，也耐冷热。苜蓿很好存活，又能改良土壤，所以在中国被广泛栽培。苜蓿的营养价值很高，可食用，也可入药，不少地区都有吃苜蓿饺子的习俗。

什么蔬菜。

在小儿子的悉心照料下,田地里长出了很多绿色蔬菜。这种菜味道鲜美,给腹痛的人吃了,腹痛症状立刻消失;给出血的人吃了,血立刻就能止住。而且,田地里种上这种菜后,地里的土壤变得格外好,其他菜也长得茁壮丰满,口感也更加鲜甜。

王家大喜,为了纪念叫莫须的老者,人们将这种蔬菜取名为苜蓿。

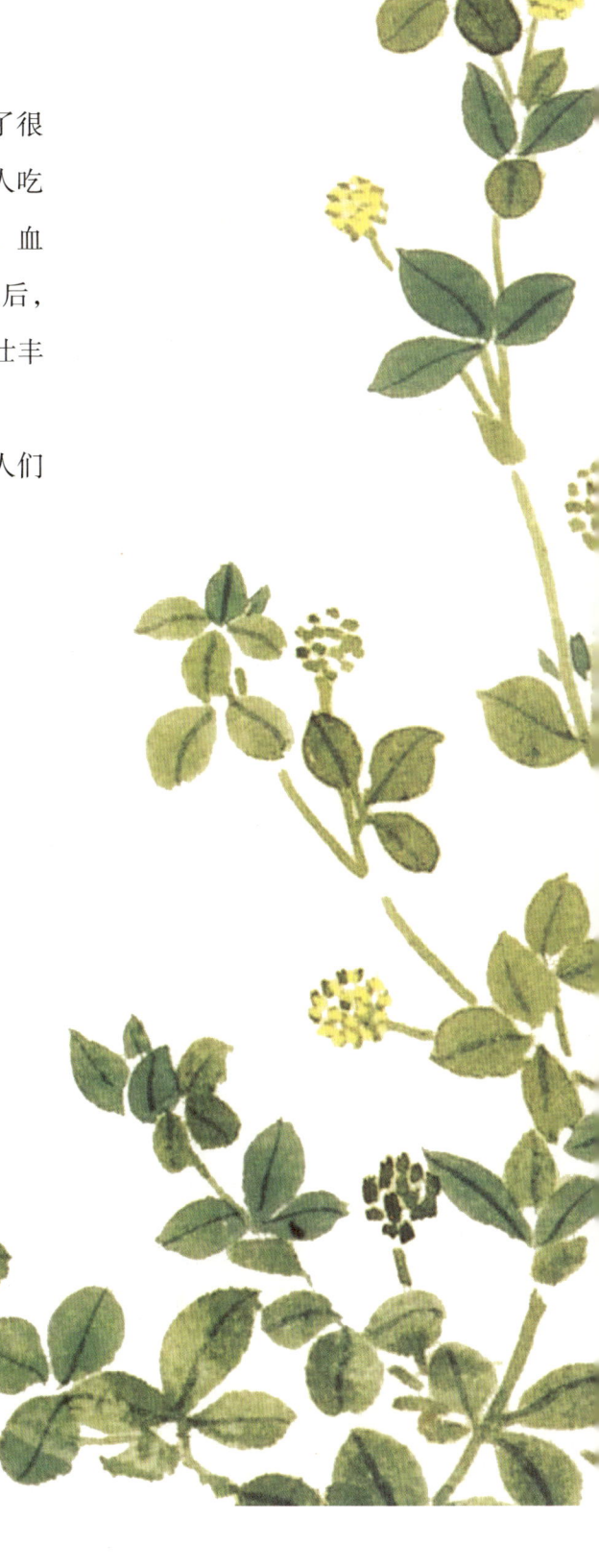

蒲公英

一口气就能吹满天

别名　地丁
分类　菊科，蒲公英属
习性　耐旱，喜肥沃疏松的土壤
功效　健脾胃

相传，很久很久以前，有一个繁荣的村子叫蒲家村，蒲家村有一个蒲员外，为人乐善好施。蒲员外有两个女儿，大女儿叫蒲俊英，小女儿叫蒲公英。蒲俊英十分美丽，但性格却十分傲慢；蒲公英虽然出生时与姐姐一样美丽，却因为小时候生病留下了满脸麻子，但她性格温柔善良，为人正直。

蒲员外有一个结拜兄弟叫李虎，李虎有一个儿子，叫李青竹。李青竹与蒲家姐妹青梅竹马，从小一起长大。与高傲的蒲俊英相比，李青竹更喜欢善良温和的蒲公英。

随着三个孩子日渐长大，蒲员外决定与李虎一家联姻，将自己的一个女儿许配给李青竹为妻。李青竹喜欢蒲公英，但他的父亲李虎却不愿意他娶蒲公英。李青竹迫于父母之命和媒妁之言，到蒲家求娶了长女蒲俊英为妻。

蒲公英也喜欢李青竹，但她无法改变自己的容貌，于是，她黯然关上房门，决定一辈子独居。

蒲公英是菊科蒲公英属多年生草本植物，别名地丁。蒲公英的根呈圆锥状，表面为棕褐色，呈皱缩状，叶柄及主脉为紫红色。蒲公英的花是黄色的小花，花落后生出蓬松绒球状的种子，花期、果期是4—10月。蒲公英结出种子后，风会将它们吹到新的地方孕育生命。

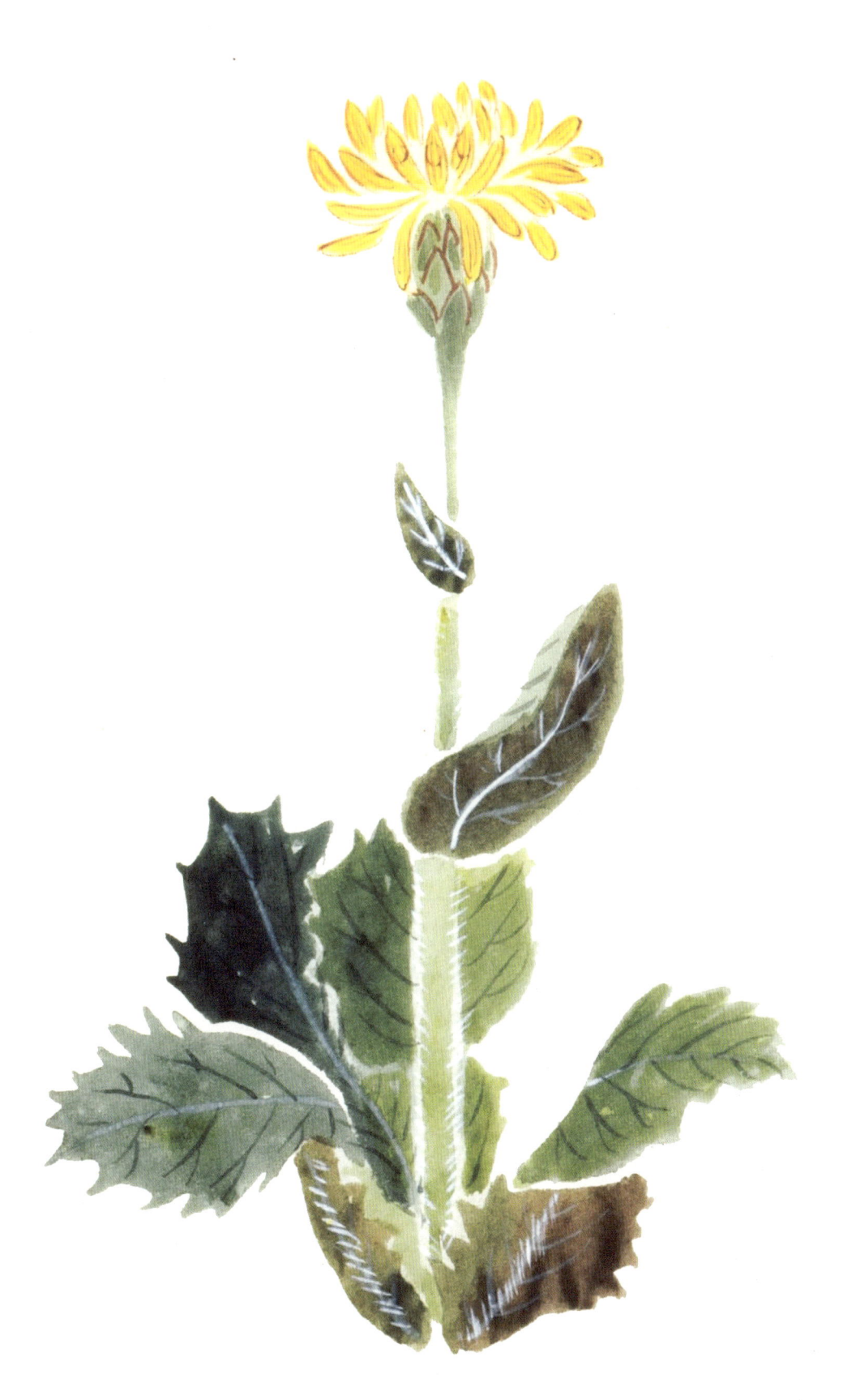

第二章 味佳类：尝起来清香可口的菜

几年后，李青竹突然得了一种怪病，他浑身上下长满了黄斑，若不及时医治，就会浑身溃烂而死。这种病唯一的解药是天山上的一株雪莲。这对蒲俊英来说，是一件无法完成的事情，她立刻放弃为丈夫去求药。李虎年事已高，无法长途跋涉去寻药，只能在家里束手无策。

蒲公英听说这件事后，不顾父母的劝阻，毅然踏上了寻药的艰难之路。历尽千难万险后，蒲公英终于找到了雪莲，可守护雪莲的圣女却不愿让她摘走雪莲。最后，蒲公英答应以自己的生命为代价换取雪莲。

李青竹服用了雪莲后，病痛立刻消失了，他前往寻找蒲公英，誓言要将她娶回家，而李虎也很后悔自己当年的决定。可是，当李青竹来到蒲家时，蒲公英已经化作一株草药，随风轻轻摆动着。

黄花菜

黄黄的花，甜甜的菜

别名 忘忧草
分类 百合科、萱草属
习性 耐旱，不喜水
功效 健脾胃

相传，在很久很久以前，沙苑地区有一对相爱的年轻人，女孩叫金花，男孩叫秋生。金花善良聪慧，十分貌美，她家与秋生家经过三媒六聘的仪式，为二人订了婚。按照当地风俗，金花与秋生的婚事定在了八月十五。

婚礼前，秋生的父亲在清点彩礼时发现少了一根金簪子，于是，他立刻穿好衣服，准备上街给儿媳妇买一根金簪子。谁知，就在他刚迈出大门时，一根金簪子随着闪电落下，恰好落在他的脚边。老人欣喜若狂，觉得这是上天在祝福这对新人。

八月十五这天，金花打扮得非常美丽，她就像一朵盛开的玫瑰花，娇艳欲滴。就在送亲队伍快到秋生家时，突然一队人马闯入迎亲队伍，将新娘抢走了。

原来，隔壁村的刘财主早就觊觎金花的美貌，这次他就是为了劫持新娘而来。可怜秋生被刘财主一行人打昏了过去，金花也被抢到了刘财主家中。

> 黄花菜是百合科萱草属的多年生草本植物，别名忘忧草。黄花菜的根部近肉质，花多朵，通常呈淡黄色、橘红色、黑紫色三种颜色，花期、果期为5—9月。
>
> 黄花菜耐干旱，可在贫瘠的山坡、地缘上生长。黄花菜根部耐寒，但地上部分却不耐寒。黄花菜性味甘凉，可做菜，也可入药，在中国南北各地均有栽培，中国四川的渠县更是被称为"中国黄花之乡"。

第二章 味佳类：尝起来清香可口的菜

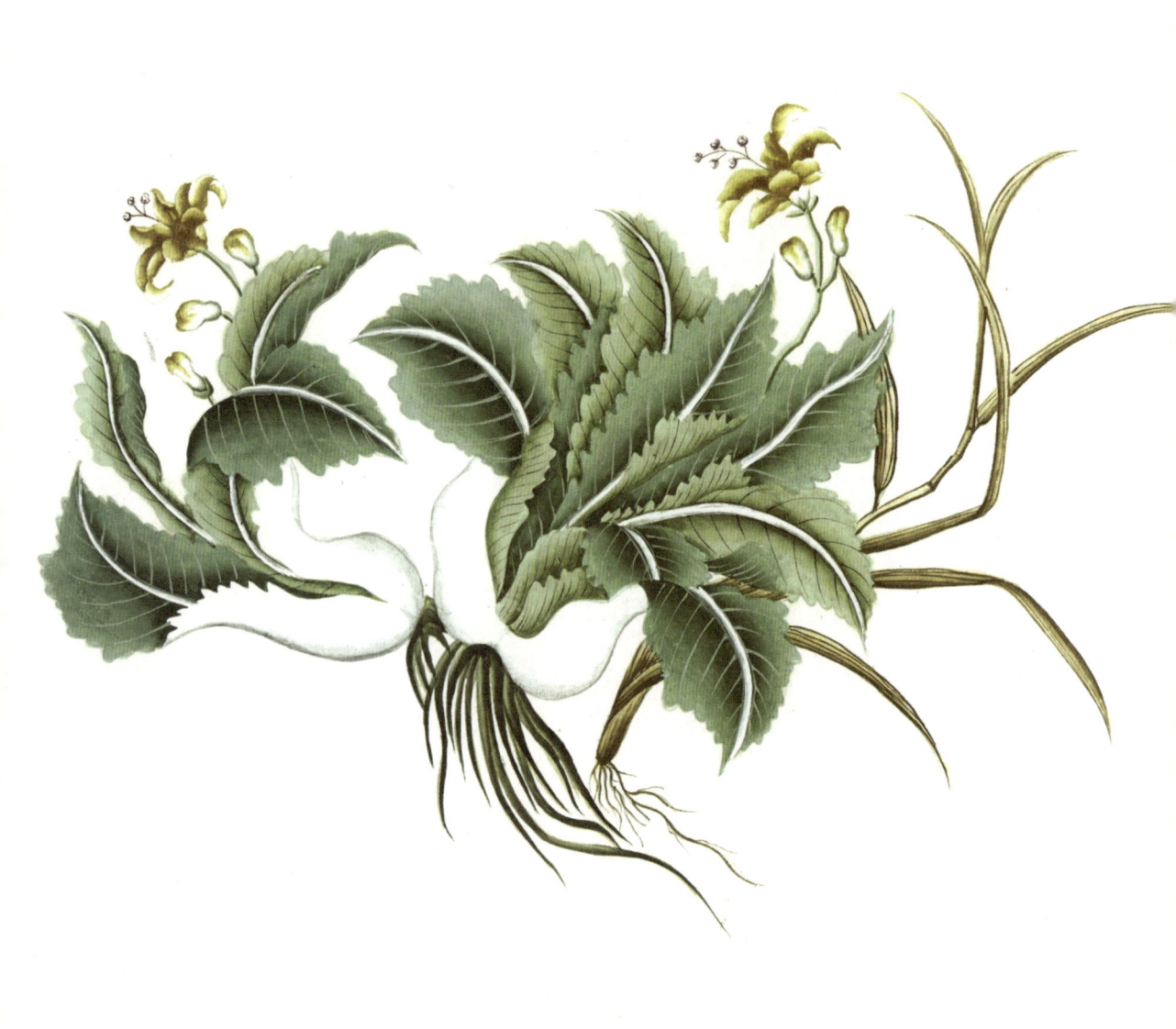

052 | 《本草纲目》里的博物学：蔬菜与稻谷

回到家后，刘财主想尽办法讨好金花，谁知金花不为所动。刘财主恼羞成怒，与金花扭打在一起，被金花抓伤了脸。刘财主勃然大怒，命令手下将金花乱棍打死，并将她的尸体扔在了外面。秋生将金花的尸体抱回了家，给她换上新衣，戴上金簪子，将她埋在了自家的墓地里。痴情的秋生日复一日地守在墓前，泪水打湿了地上的黄土。

一日，秋生在墓前昏倒了。等他醒来时，金花的墓前竟长出了一丛长叶形的绿草，绿草中探出高挺的秆，上边结着一排排黄色的花蕾，样子简直跟金簪一模一样。秋生赶紧将这些黄色花移栽到自家院子里，这花儿生命力非常顽强，栽在哪里，就在哪里生根开花。为了纪念金花，人们纷纷前来瞻仰这神奇的花朵，赞美金花坚贞不屈的高尚情操，并亲切地称它为"金针花"，也就是我们所说的黄花菜。

随着时间的推移，黄花菜逐渐在各地生根发芽，不仅成为人们喜爱的观赏植物，更在实际生活中被发掘出其滋补健脾等多种药用价值，深受人们的喜爱和珍视。

芋
又香又甜的芋头

别名 芋头
分类 天南星科，芋属
习性 喜水、肥沃的土壤
功效 健脾胃

明朝抗倭英雄戚继光被调任浙江做参将。在浙江地区，戚继光亲自前往义乌招募农民、矿工等抵抗倭寇入侵，组建了一支特殊的部队——"戚家军"，这支部队屡战屡胜。

一年中秋之夜，驻扎在山脚下的"戚家军"在营地里欢庆胜利，同时也庆祝中秋。谁知，狡猾的倭寇在夜半时分发起了突袭，将"戚家军"围困在山上。几日后，"戚家军"粮草断绝，难以为继。戚继光一边指挥防守，一边叫士兵们去挖草根、采野菜充饥。

在山上，一些士兵发现很多长着大叶子的植物，一铲子挖下去，下面都是黑乎乎的长着毛的团状根部。一个士兵饿急了，他剥掉皮后发现里面是白色的，便立刻煮熟食用。吃完后，他觉得味道不错，而且很有饱腹感。

士兵们欣喜若狂，便将这些黑乎乎的东西拿给戚继光瞧。戚继光吃了一些后，觉得体力恢复了不少，

芋是天南星科芋属的多年生草本植物，别名芋头。芋的块茎呈卵形，有较多小球茎；叶片短于叶柄，呈卵状，先端短尖或短渐尖，4对侧脉斜伸至叶缘；花序柄常单生，短于叶柄；佛焰苞长短不一，管部呈绿色，长卵形，檐部呈披针形或椭圆形；肉穗花序，短于佛焰苞。

芋喜高温湿润环境，不耐旱，较耐阴，对土壤适应性较高，最适宜保水力强的黏质土壤。其广泛分布于中国，在印度、马来西亚、埃及、菲律宾和印度尼西亚等地也多有种植。

芋的块茎可做菜肴。其块茎味甘性平，具有消肿散结的功效，对于肿毒、口疮、烧伤、烫伤有一定治疗效果；其梗、叶则可用于止泻解毒；其花可用于胃痛、吐血、脱肛等症状的辅助治疗。

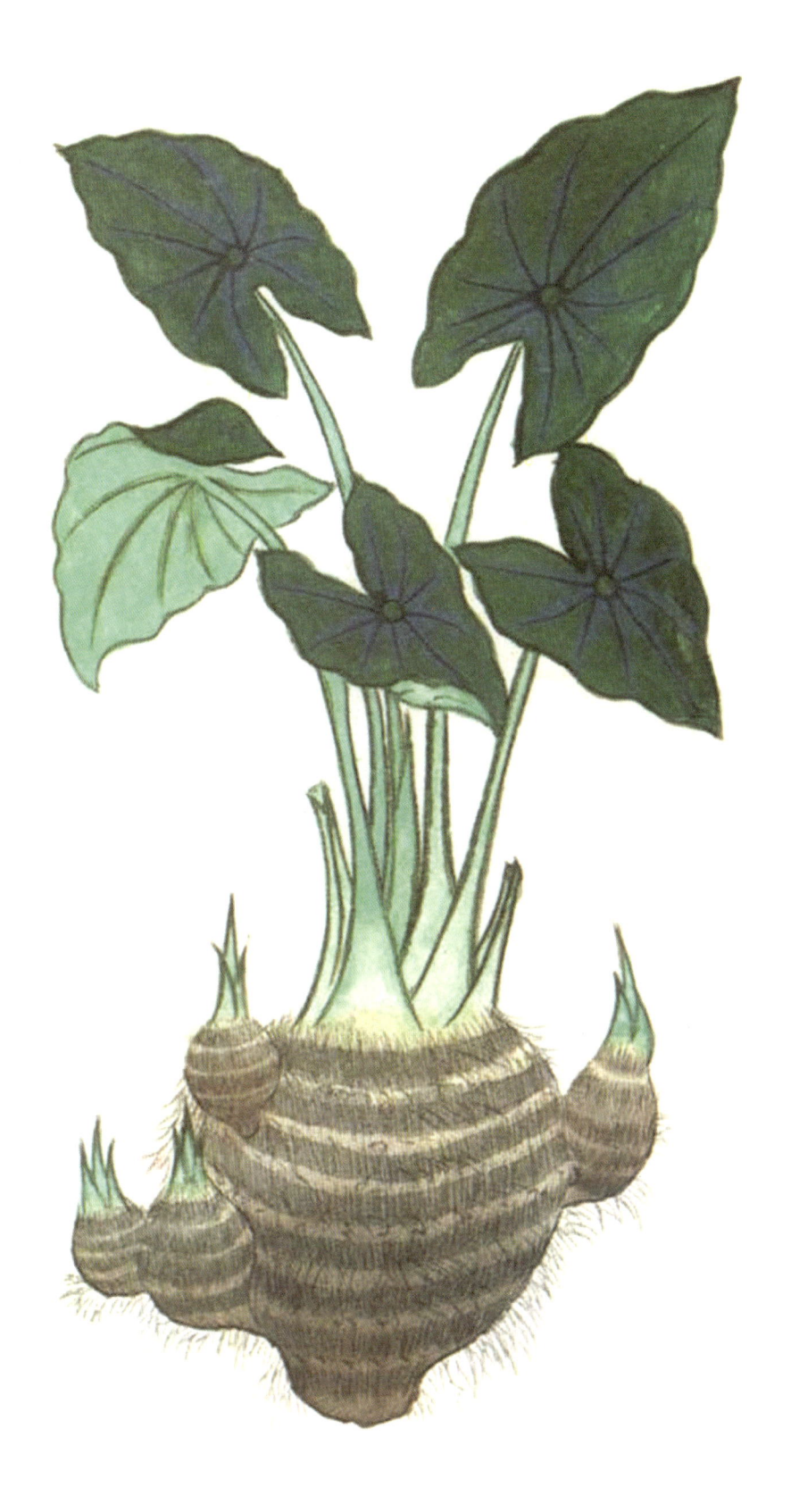

第二章 味佳类：尝起来清香可口的菜

而且长时间都没有感到饥饿。他喜出望外地问道:"这些植物叫什么名字?"士兵们面面相觑,谁都说不出个所以然。戚继光灵机一动,道:"为了纪念这次我们大意遇难,我看就给它取名叫'遇难'吧。大家吃了'遇难',吸取教训,争取再立新功!"士兵们纷纷欢欣鼓舞,在戚继光的带领下,"戚家军"奋勇杀敌,最终将倭寇全部消灭了。

由于"遇难"和"芋艿"谐音,所以,人们渐渐地把"遇难"改称为"芋艿",为了纪念戚继光和"戚家军",东南沿海一带至今仍保留着中秋吃"糖烧芋艿"的习俗。

薯蓣（yù）
长得像棍子的山药

别名	山药
分类	薯蓣科，薯蓣属
习性	喜光，不耐寒
功效	健脾胃

相传战国时期有两国交兵，强国将弱国击败后，便占领了弱国的土地。弱国仅剩数千人马，于是隐匿在深山之中。强国决心斩草除根，便率大军进攻山里。可是，这里的大山山势陡峭、易守难攻，于是，强国便将大山团团围住，坐等敌军投降。

转眼两个月过去了，弱国军队仍没有动静。强国的指挥官心想：就算他们将粮仓的粮食都带走，此刻也该坐吃山空了吧。

转眼又过去了一个月，弱国军队仍然没有奋起一搏。强国的指挥官心想：这时，他们应该选择杀马充饥了。

转眼又过去了两个月，强国的指挥官断定：没人能在大山里待五个月之久。此时，弱国军队肯定饿死了一半人，剩下的一半人也毫无斗志了。于是，强国的军队准备发动进攻。谁知，强国军队刚要进攻时，弱国军队从山中突然射出冷箭，成功抵挡了强国军队的进攻。

薯蓣是薯蓣科薯蓣属的一种缠绕草质藤本植物，别名山药。长圆柱形块茎，垂直生长，茎通常为紫红色，无毛；茎下单叶互生，中部以上叶对生，叶片呈卵状三角形至宽卵形或戟形，顶端渐尖，基部呈深心形、宽心形或近截形；穗状花序，苞片和花被片有紫褐色斑点；花期一般在6—9月，果期为7—11月。

薯蓣喜温，是一种短日照植物，适宜生长在肥沃、疏松的土壤之中，耐旱，不耐涝，多生长在山坡、溪边、路旁的杂草或灌木丛中。其广泛分布于中国大部分地区，尤以河南、安徽淮河以南、江苏、浙江、江西等地种植较多。

薯蓣块茎含淀粉较多，既可食用，也可入药。其根味甘性平，具有补中益气、祛除寒热邪气、镇心安神的功效，对于消化不良、遗尿、遗精和无名肿毒有一定的治疗效果。

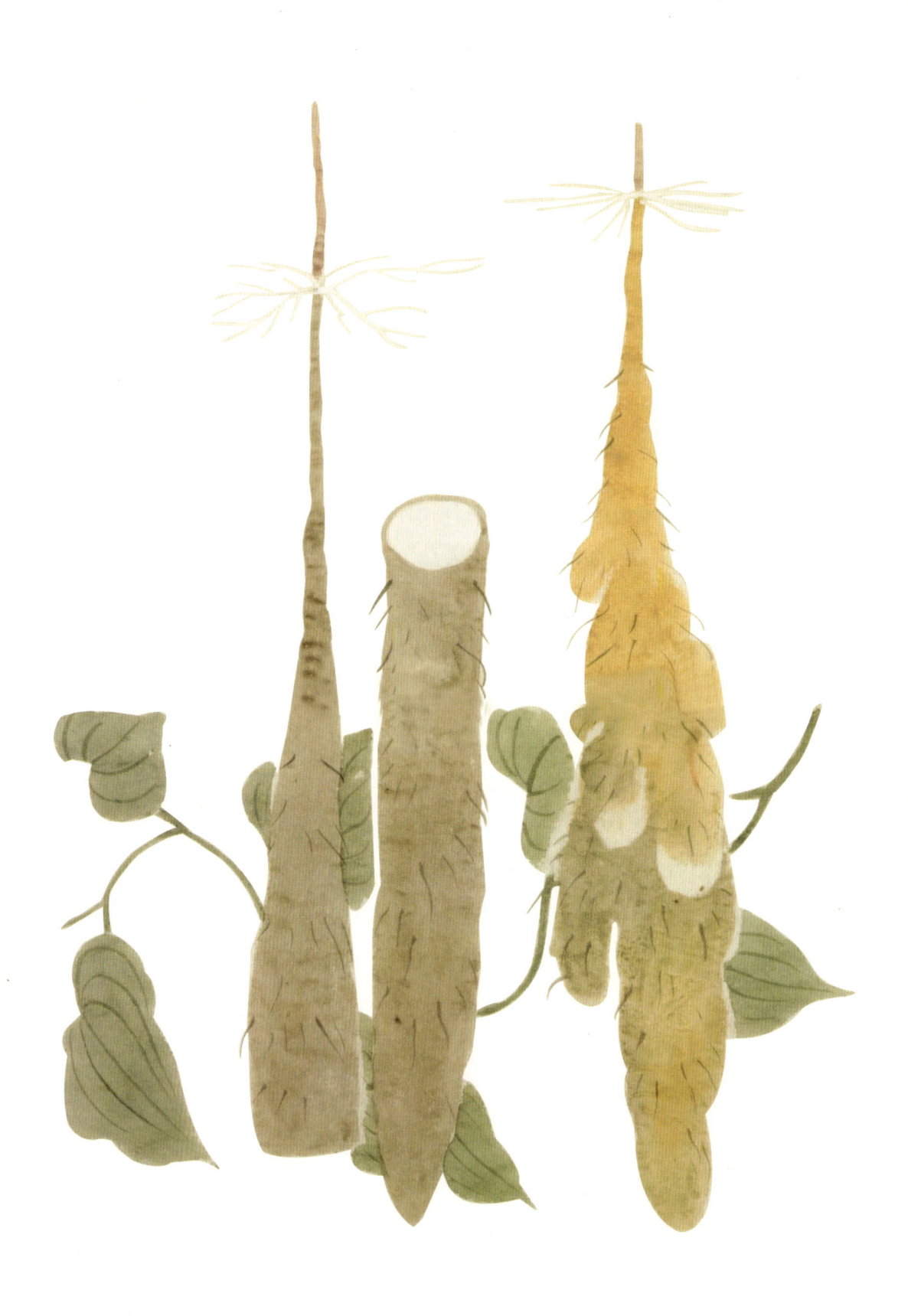

058 | 《本草纲目》里的博物学：蔬菜与稻谷

强国的指挥官冷哼一声，心中暗想：那就这样耗着吧！

不知不觉，强国军队已经围住大山半年之久。这段时间，强国军队从指挥官到士兵都放松了警惕，每日只是饮酒作乐。一天深夜，强国军队狂欢后正在酣睡，突然从山里冲出一支兵强马壮的部队，径直杀向强国的大营。接着，他们一鼓作气，将失去的国土全部夺回，强国的指挥官也被弱国军队俘虏了。强国的指挥官心有不甘，便询问弱国的指挥官这半年在山中靠什么为生，弱国的指挥官如实告诉了他。

原来，在大山里长着一种植物，它开着白花，根部粗壮且味美。马可以吃茎叶，人可以吃根部。这半年时间里，弱国军队每天就靠这种植物养精蓄锐，喂养马匹，才得以抓住时机，打强国军队一个措手不及。

为了纪念这种植物，人们便给它取了个名字叫"山遇"。后来，由于这种植物不仅能像粮食一样充饥，还具有健脾胃、补肺肾等功效，人们便将它的名字改成了"山药"。

丝瓜
肚子里长满络的瓜

别名	胜瓜、菜瓜
分类	葫芦科,丝瓜属
习性	喜温怕旱,喜温耐热
功效	清热化痰

相传明朝河南府卢氏县有一张员外,为人慷慨和善。每逢灾年,张员外便开设粥铺,救济乡邻。平日里,谁家有困难需要帮助,张员外都乐于相助。就这样,张员外在卢氏县有很高的声望。

张员外膝下独子,貌似潘安,玉树临风。然而,张公子却有一隐疾,那便是十五岁后,他每逢迈步便足底出汗,脚臭绵绵,这让他苦不堪言。冬季还好,每到夏季,张公子的脚臭就让人难以接近。张员外一家访遍名医,都束手无策,实在让人苦恼。

一日,巩义慈云寺的净慈法师来河南府做客,这位净慈法师名声在外,能治疗各种疑难杂症。张员外早就听说了净慈法师的名声,于是连夜赶往河南府求助净慈法师。

好在净慈法师也对张员外的善举有所耳闻,于是便随张员外一同回府。看了张公子的症状后,净慈法师命人摘下三五根院墙上的丝瓜,将其剥去外皮,配以中药熬成丝瓜水,给张公子服下;然后又取了四根

丝瓜是葫芦科丝瓜属的一年生攀援藤本植物,别名胜瓜、菜瓜。茎、枝有棱沟,被微柔毛;卷须粗壮,被短柔毛;叶柄粗糙,其上有沟,但不明显;叶片呈三角形或近圆形,裂片呈三角形,中间较长,顶端急尖或渐尖,边缘有锯齿,基部呈深心形;雌雄同株,花冠呈辐状、黄色,裂片呈长圆形,基部被黄白色长柔毛;果实呈圆柱状,表面光滑,有深色纵纹。

丝瓜为短日照作物,喜温耐热,对土壤要求不高,在透气性较好、保肥力强的土壤中生长较好。其广泛分布于温带及热带地区,中国各地皆有种植。

丝瓜中含有较多营养物质,其中的维生素B族可以防止皮肤老化,维生素C可以美白皮肤。丝瓜汁也因保护皮肤、消除斑块的功效被称为"美人水"。丝瓜的根、藤、叶、络、柄、皮、子都可入药,对于鼻塞流涕、暑热口渴、筋骨疼痛、咳嗽痰多等症状具有较好的疗效。

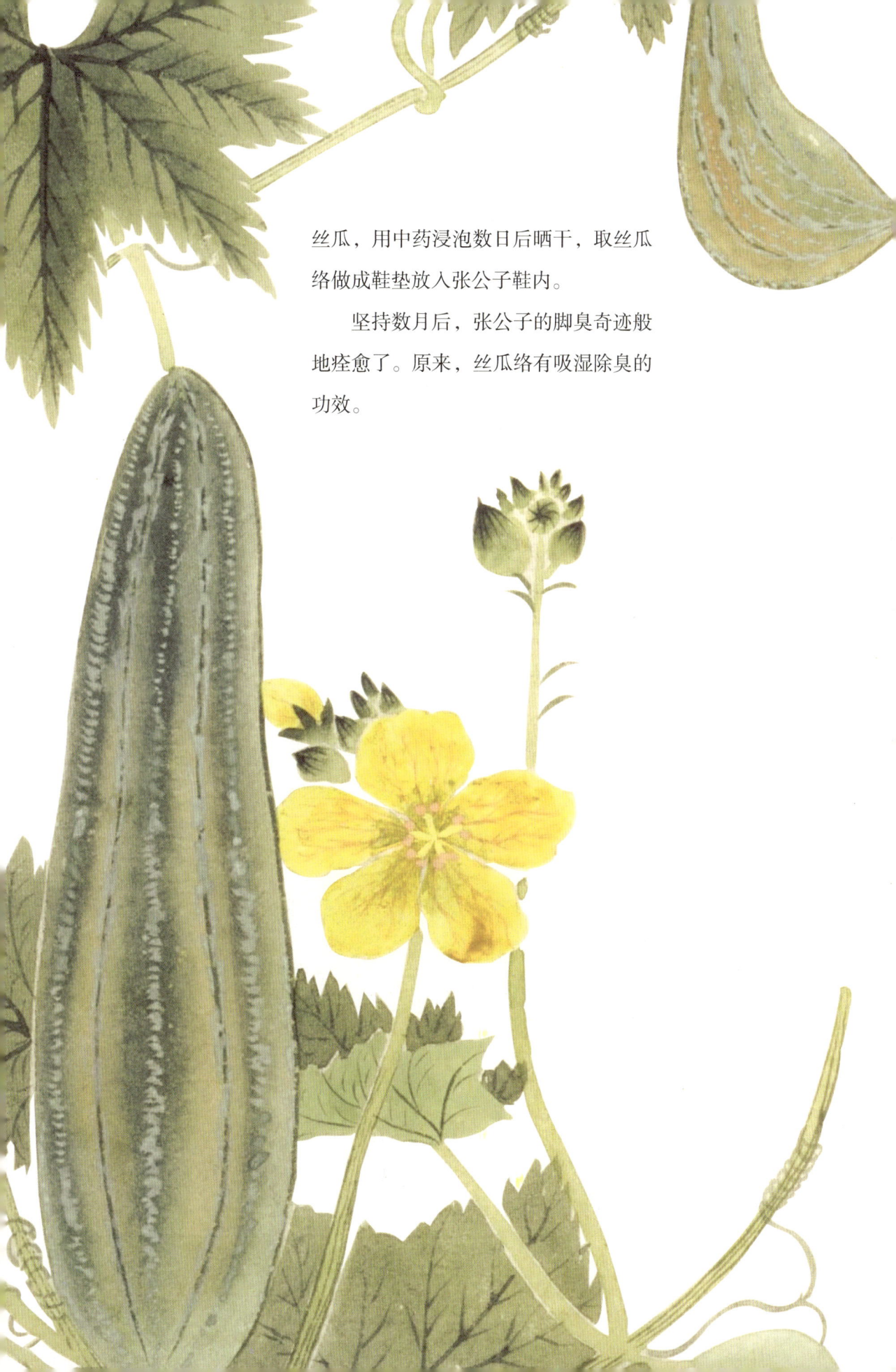

丝瓜，用中药浸泡数日后晒干，取丝瓜络做成鞋垫放入张公子鞋内。

坚持数月后，张公子的脚臭奇迹般地痊愈了。原来，丝瓜络有吸湿除臭的功效。

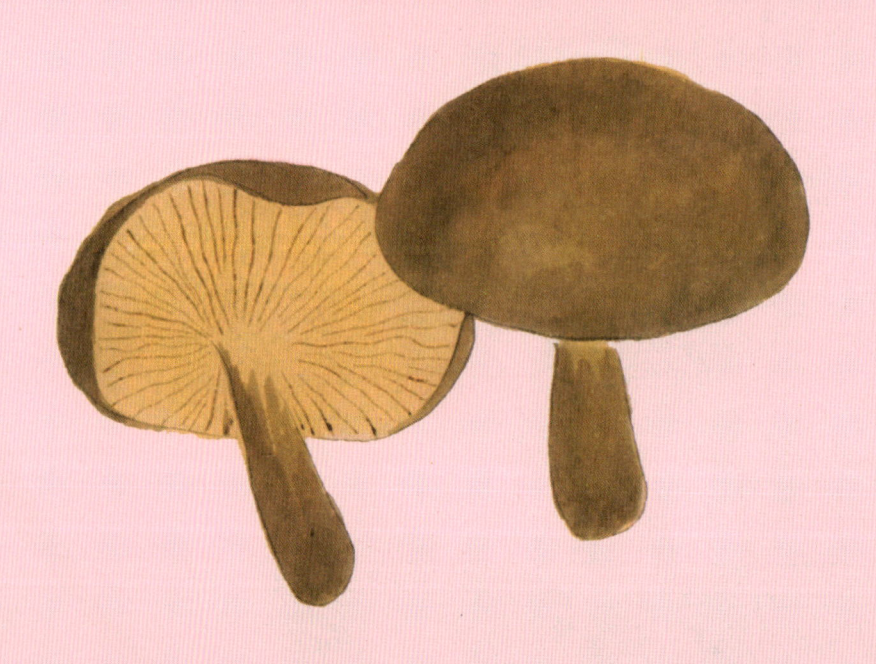

第三章

菌类：无比珍贵的灵芝、香菇

灵芝

难得一见的"仙草"

别名 仙草、赤芝、丹芝

分类 灵芝科，灵芝属

习性 喜湿润

功效 补气、平喘

相传很久很久以前，有一座名叫冰洞山的大山，因山顶有个大水洞而得名。与其他地方不同，这个水洞每年五月就开始结冰，美如仙境。

其实，这个水洞在很早之前是个龙宫，里面住着龙母和龙女。龙母体弱，龙女时常化作人形，到山里采集当归、香兰等草药给龙母治病。

冰洞山下有一个靠采药为生的小伙子，英俊善良。他有一根紫竹箫，每到月明风清的夜晚，他便吹出如泉水潺潺、鸟鸣般的曲子。

一日，龙女又在山中采药，恰好碰到这个小伙子。小伙子第一次见龙女，觉得她如此美丽，一定不是凡人。小伙子鼓起勇气上前搭话，龙女果然告诉了他自己的真实身份。

龙女告诉他进山是为了采灵芝，可是她寻遍全山都没看到灵芝的踪迹。小伙子告诉龙女，他知道哪里有灵芝，并且向龙女保证一定能采来给她。

二人分开后，小伙子历经艰险终于采到了灵芝，

灵芝是灵芝科灵芝属的一种真菌，别名仙草、赤芝、丹芝。灵芝外形呈伞状，菌盖呈肾形、半圆形或近圆形，主要生长在光线昏暗、湿度较高的腐树上或树下根部，中国浙江、福建、广东、江西、贵州、黑龙江、吉林等地多有栽培。

灵芝味甘性平，含多种氨基酸及微量元素，具有补气安神、止咳平喘的功效，对于缓解失眠、惊悸、咳喘痰多、心神不宁等病症具有良好效果。

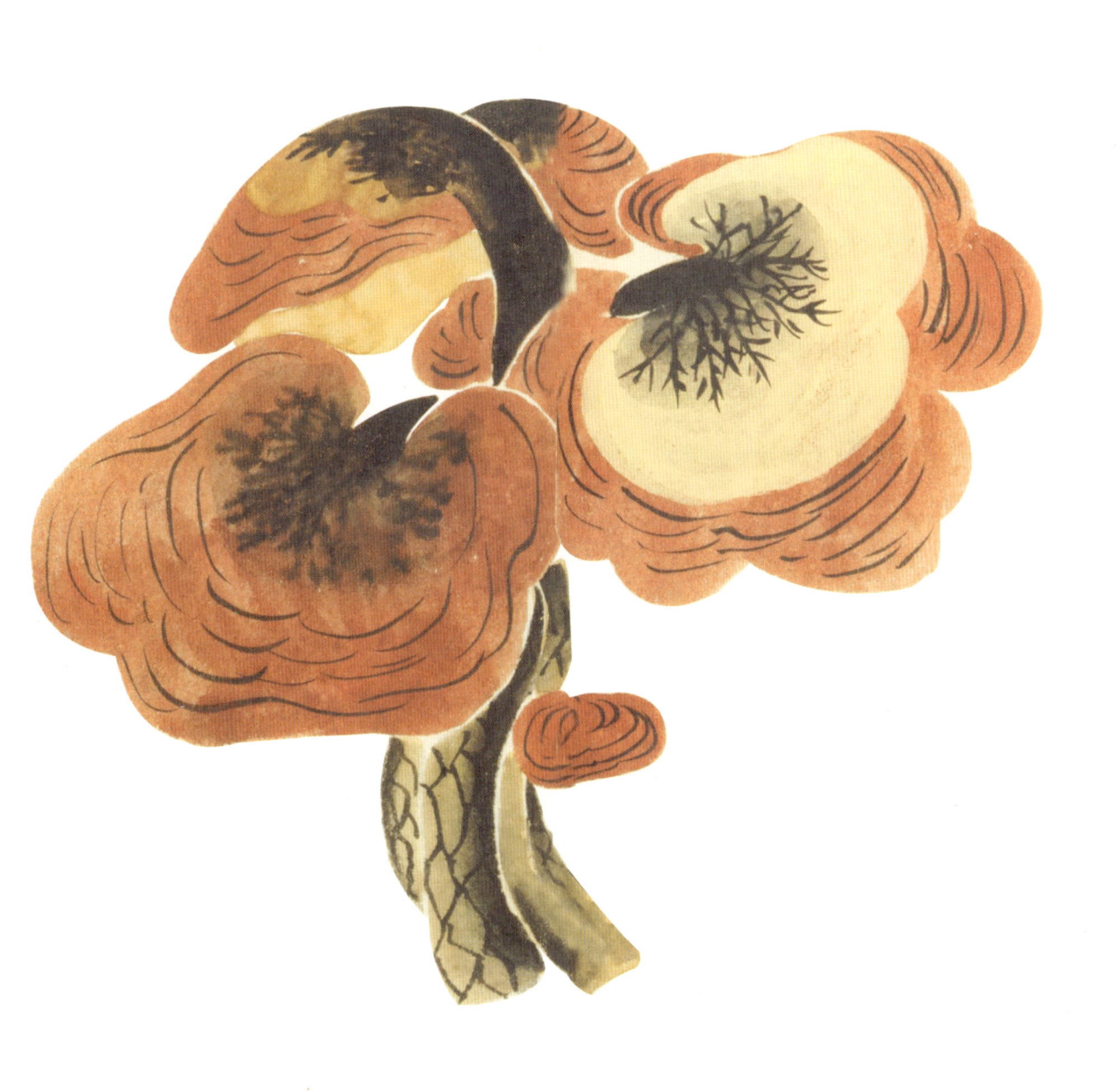

第三章 菌类：无比珍贵的灵芝、香菇

但在临走前被看护灵芝的毒蛇咬伤，跌落山崖昏了过去。龙女按照约好的时间来到山下，发现小伙子还没来，便去山里找他，结果在山脚下发现了奄奄一息的小伙子，他的手里还攥着那朵灵芝。

龙女赶紧将小伙子带回龙宫，又把灵芝给母亲服下。龙母服下灵芝，病体很快康复，她把采药的小伙子救活后，说要重谢他，问他想要什么赏赐。龙女说小伙子想要娶自己为妻。龙母沉思片刻，她哪里舍得将女儿嫁给一个凡人！于是，龙母把龙女关在龙宫里，不让她出来。

后来，这个采药的小伙子苦苦思念龙女，最终化成了一座山峰。

香菇
炖汤时必不可少的山珍

别名：香蕈（xùn）、花菇
分类：光茸菌伞科，香菇属
习性：喜阴暗潮湿
功效：健脾开胃、祛风化痰

相传，朱元璋登基不久，就遇到了旱灾，大地都开裂了。朱元璋认为这是上天的惩罚，于是便颁布圣旨，禁止全国吃肉，所有人只能吃素菜，人人都要去拜神求雨。

朱元璋虽然是要饭和尚出身，但他毕竟是一国之君，平日吃惯了大鱼大肉，这猛然一吃素，肯定坚持不下来啊。

果然，刚吃了三天素菜，朱元璋就病倒了。文武百官一看皇上病倒了，赶紧去请国师刘伯温出谋划策。刘伯温想了想，随即笑了起来。

次日，刘伯温给朱元璋端去一碗热腾腾的"汤药"，朱元璋昏昏沉沉地喝了两口，精神立马好了起来。只见他坐起身来，端着刘伯温递来的汤药"咕噜咕噜"喝了个底朝天。喝完后，朱元璋咂了咂嘴，似乎还在回味汤药的鲜美滋味。

突然，朱元璋明白过来是怎么回事了，他说："刘基啊刘基，你给朕喝的分明就是鸡汤啊！你身为

香菇是一种生长在木屑之上的真菌，别名香蕈、花菇。

香菇的菌盖表面呈黑褐色，常有不规则裂纹；菌盖下有许多分叉的菌褶，其下又有白色菌柄相接；菌盖展开后，只在菌柄上部留有毛状痕迹。

香菇多寄生于栗木、柯木等树木的树干上。中国浙江、江西、安徽、广东、广西等地多有人工栽培。香菇味甘性平，营养丰富，是一种高蛋白、低脂肪的营养食品，对于食欲不振、少气乏力等病症具有很好的疗效。

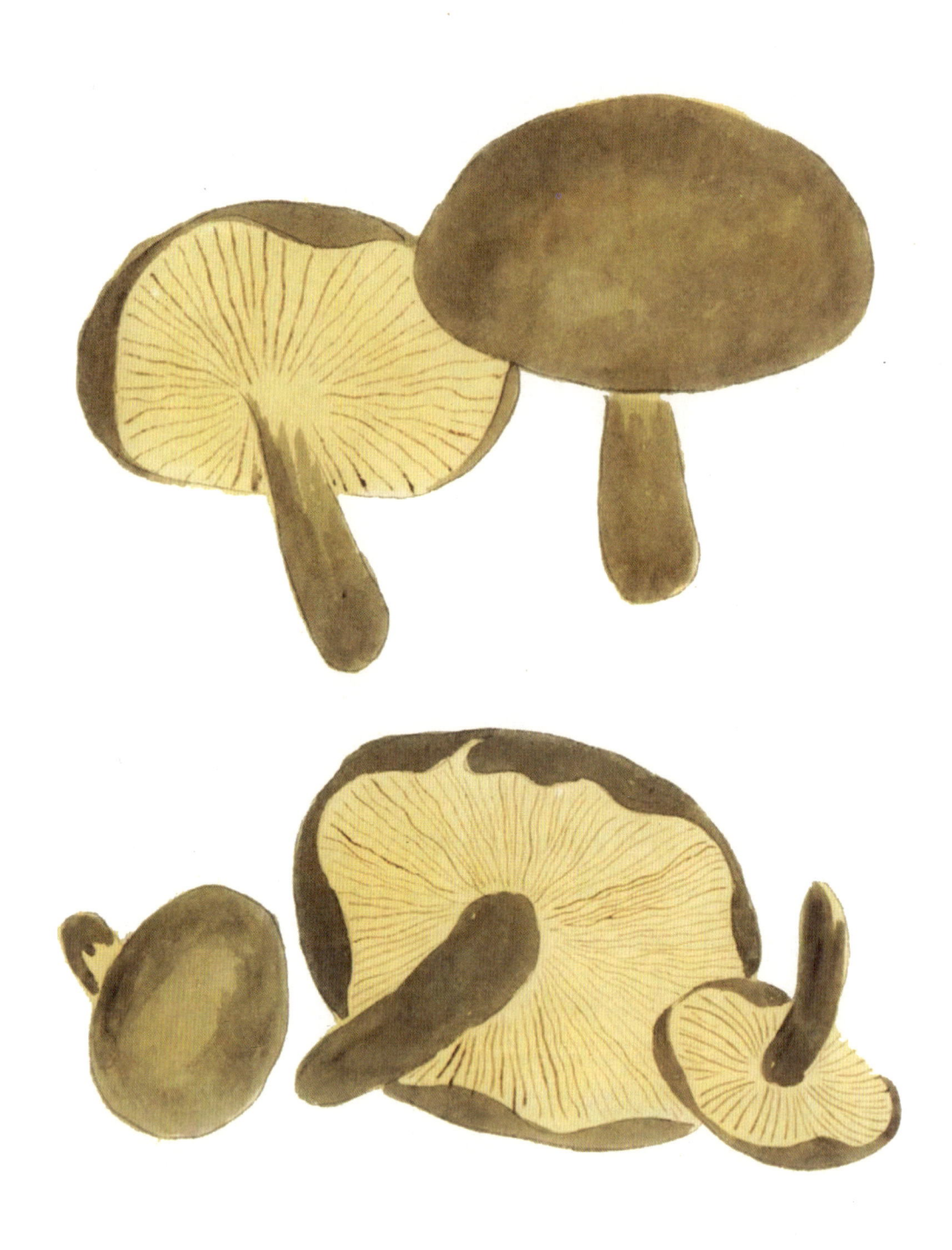

068 | 《本草纲目》里的博物学：蔬菜与稻谷

国师竟然违抗圣旨，现在连累朕也违了愿。"

刘伯温笑着从袖子里拿出几朵干瘪的香菇道："陛下，臣哪敢违背圣旨啊，这是臣从家乡带来的干菜，名叫香菇，刚才臣给陛下喝的就是香菇汤啊。"

说完，刘伯温命人煮起香菇来，不一会儿，浓浓的奇香就充满了整个房间。

朱元璋点了点头，道："这小小菌伞竟这般神奇。"

从此以后，香菇就成了明代的宫廷贡品，只有达官显贵才可享用。

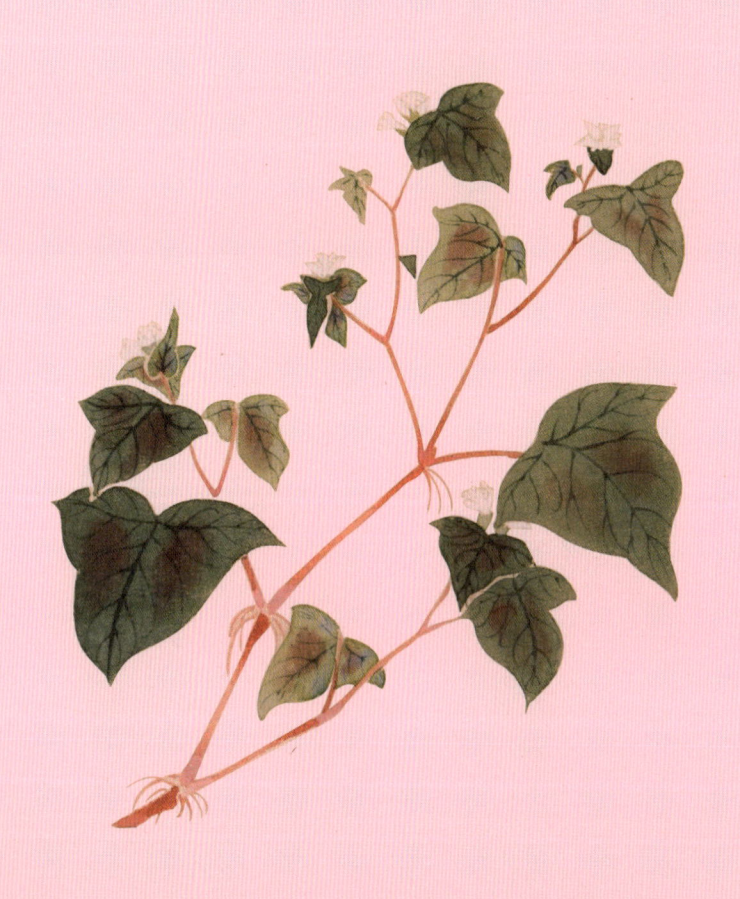

第四章

麻、麦、稻类：填饱人们肚子的食物

稻

白米饭的来源

别名	水稻、白米
分类	禾本科，稻属
习性	喜高温、多湿、短日照
功效	补脾胃、养气血、治痢疾

相传，在上古时代，大地上是没有房屋、稻田的，人们只能在森林里以采集野果、捕捉野兽为生。一日，人们正在森林里采集野果，天空突然下起瓢泼大雨。大雨昼夜不停地下着，整个森林都被水淹没了。

很久之后，洪水退去了，可是人们能捕食到的小动物大多都被淹死了，野果也都腐烂了。生活在森林里的人们要么被饿死，要么被大型野兽吃掉，苦不堪言。

这时，东方天神眼看人类就要灭绝了，便决定派伏羲教人类畜牧，派神农教人类耕作。在天神的带领下，人们学会了驯服牛、马、羊等畜类，也学会了饲养鸡、鸭等禽类。

天神想将稻米带到人间，决定从牛、马、羊、鸡、狗、猪这六种动物中选择一种将稻米驮到人间。

牛先开了口："我虽然力气大，却体形笨重，不如让灵巧的马去驮吧。"

稻是禾本科稻属的一年生水生草本植物，有很多品种，亚种主要为籼稻和粳稻，颖果即大米，别名水稻、白米。

稻茎秆直立，高度随品种而异，在50～150厘米之间；不同品种间叶片宽窄不一，主要为线形或狭披针形，表面粗糙有毛或无毛；圆锥花序，花穗分枝较多，成熟时下垂；颖非常小，颖果长约5毫米，宽约2毫米，通常为半透明的白色。

稻一般都喜高温，水分需求量大，是短日照作物，对土壤要求不严格，在亚热带地区广泛种植。

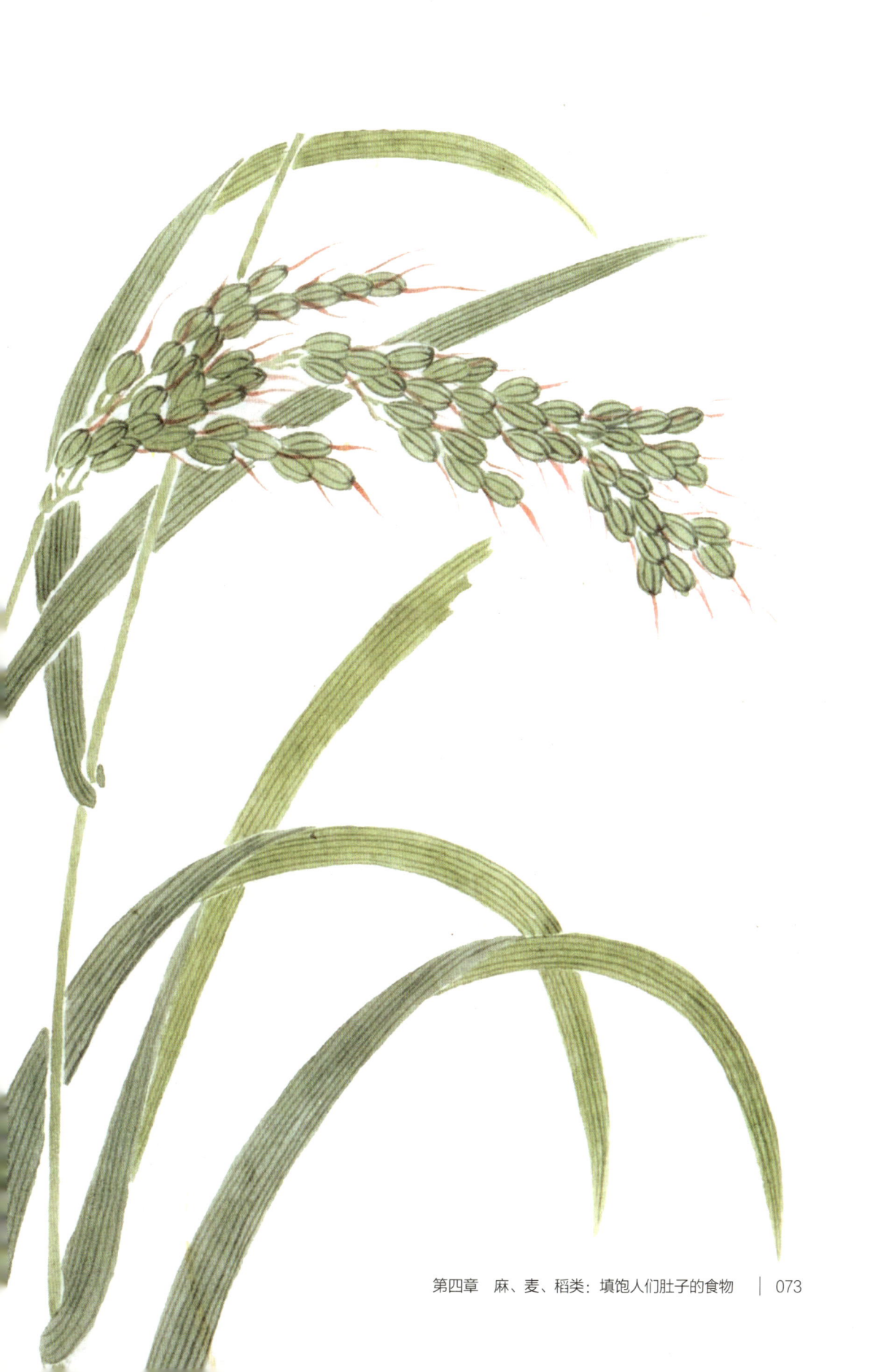

第四章 麻、麦、稻类：填饱人们肚子的食物

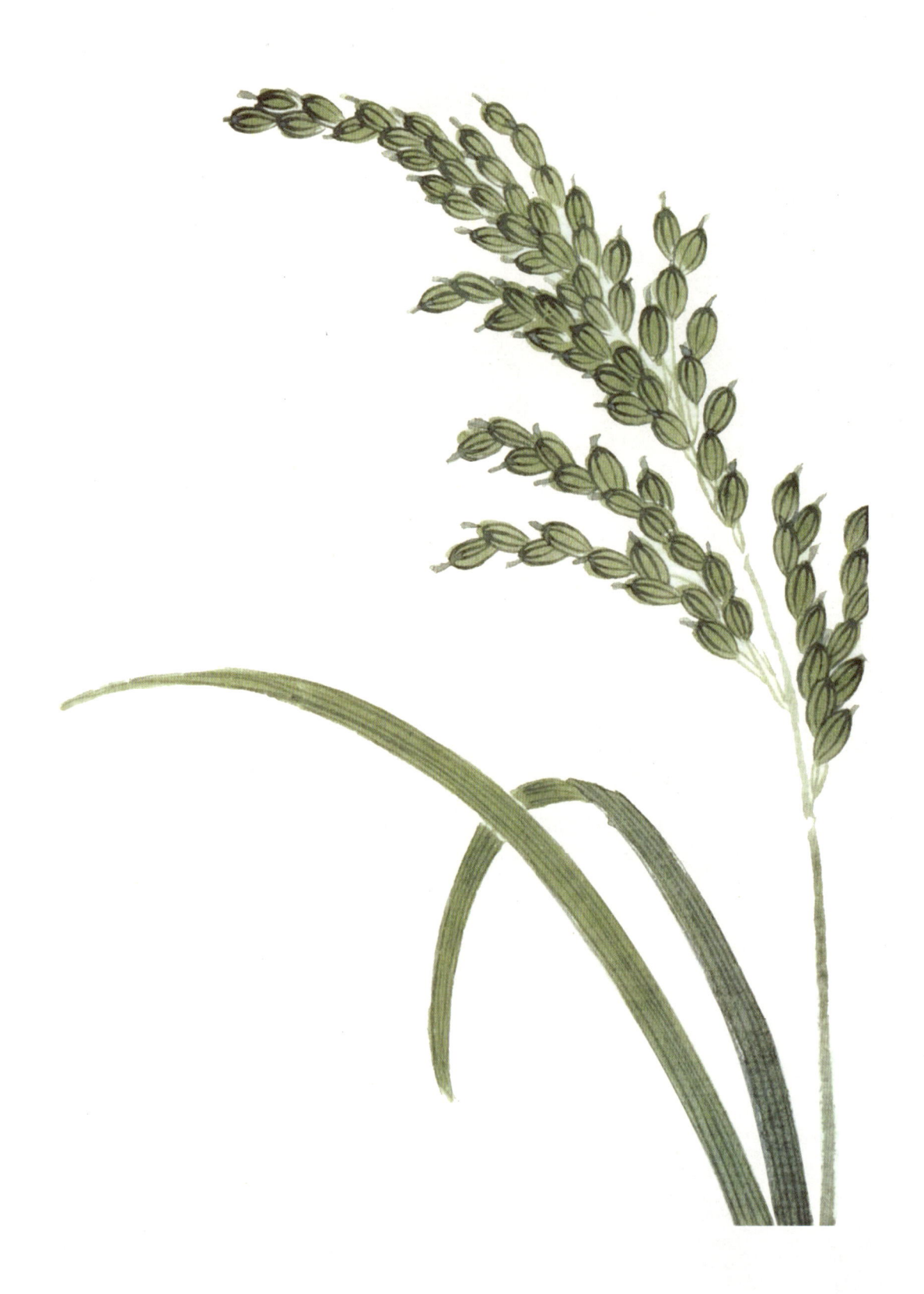

074 | 《本草纲目》里的博物学：蔬菜与稻谷

马一听连连摇头:"我身上滑溜溜的,还是让鸡叼过去吧。"

鸡扑扇着翅膀道:"我体形太小了,哪里叼得住这么多稻米,让羊去吧。"

羊咩咩叫道:"我的毛太长,体形又小,让猪驮吧。"

猪晃了晃脑袋:"我可懒得去……"

最后,狗发话了:"人类都快饿死了,你们还在这里推三阻四。各位天神,如果不嫌弃,就让我为人类驮稻米吧!"

天神高兴地拍了拍它:"一路多加小心,切记,你身上的稻米最后剩下多少,人间的稻秆上就能结出多少谷子。"

狗点点头,它思索片刻,先去河里将自己打湿,然后到谷堆里滚了一圈。可是,河水将狗身上的稻米一点一点冲走了。为了保护珍贵的稻米,狗拱起身体,将尾巴高高地竖起来,尽全力保护着身上的稻米。最后,狗历经艰辛到达人间,可稻米只剩尾巴尖的那一点了。

后来,为了报答狗千辛万苦给人类驮来稻米,人们便让狗也一同吃稻米饭。

莜麦

好吃且很有营养的莜麦

别名 油麦

分类 禾本科，燕麦属

习性 适应力强，耐寒

功效 润肠胃

相传，隋朝末年，隋文帝杨坚被儿子杨广蒙蔽，准备将其立为太子。当时还是唐国公的李渊看透了杨广本性，多次向隋文帝上书谏言。可是，有哪个当爹的会容许别人一次次说自己儿子不好呢？隋文帝不但不信李渊，反而将他贬为太原留守。

李渊一家人在被贬谪途中路过灵空山，身怀六甲的李夫人突然腹中疼痛，便在灵空山的盘谷寺借宿，生下了儿子李元霸。李夫人待产期间，李渊与盘谷寺的方丈一起谈论天下大事。老方丈给李渊做了一份莜麦窝窝，然后对李渊说道："老衲夜观天象，隋朝气数将尽，天下也将大乱，李将军务必保存实力，养精蓄锐。"

这番话正好说到李渊的心坎上，他一边点头，一边吃着莜麦窝窝，只觉得这莜麦窝窝鲜美无比，于是问道："请问方丈，这是什么？"方丈笑道："这是用莜麦做的莜麦窝窝。"李渊暗暗记下。不久，李夫人生产完毕，李渊一行人便继续踏上了去太原的路程。

莜麦是禾本科燕麦属的一年生草本植物，多为野生，因燕雀啄食而得名，别名油麦。秆直立，高 60～100 厘米；叶鞘松弛，常被微毛；叶舌顶端钝圆或微齿裂；圆锥花序，疏松开展；分枝纤细，具棱角；小穗轴细且坚韧，无毛，常弯曲；花期、果期为 6—8 月。

莜麦多生长于荒野路旁、高山草甸。中国西北、西南、华北和湖北等省区均有栽培。

人工种植的莜麦还是一种牧草，在中国北方多有种植。莜麦果实味甘性平，富含维生素、矿物质，对于调节血糖，降低胆固醇和血脂，改善消化功能有一定的作用。

后来，隋朝瓦解，李渊从唐国公变成唐朝的开国皇帝唐高祖。想到多年前自己曾在盘谷寺与老方丈聊天，李渊决定将老方丈派到五台山当住持。

老方丈接旨即行，从灵空山到五台山的途中要经过静乐县。说来也巧，老方丈到静乐县时恰好是秋天，当地的农民正在收割莜麦，于是，老方丈将莜麦窝窝的制作方法传授给了当地人。

从此，莜麦窝窝就成了山西地区的名吃，一直流传至今。

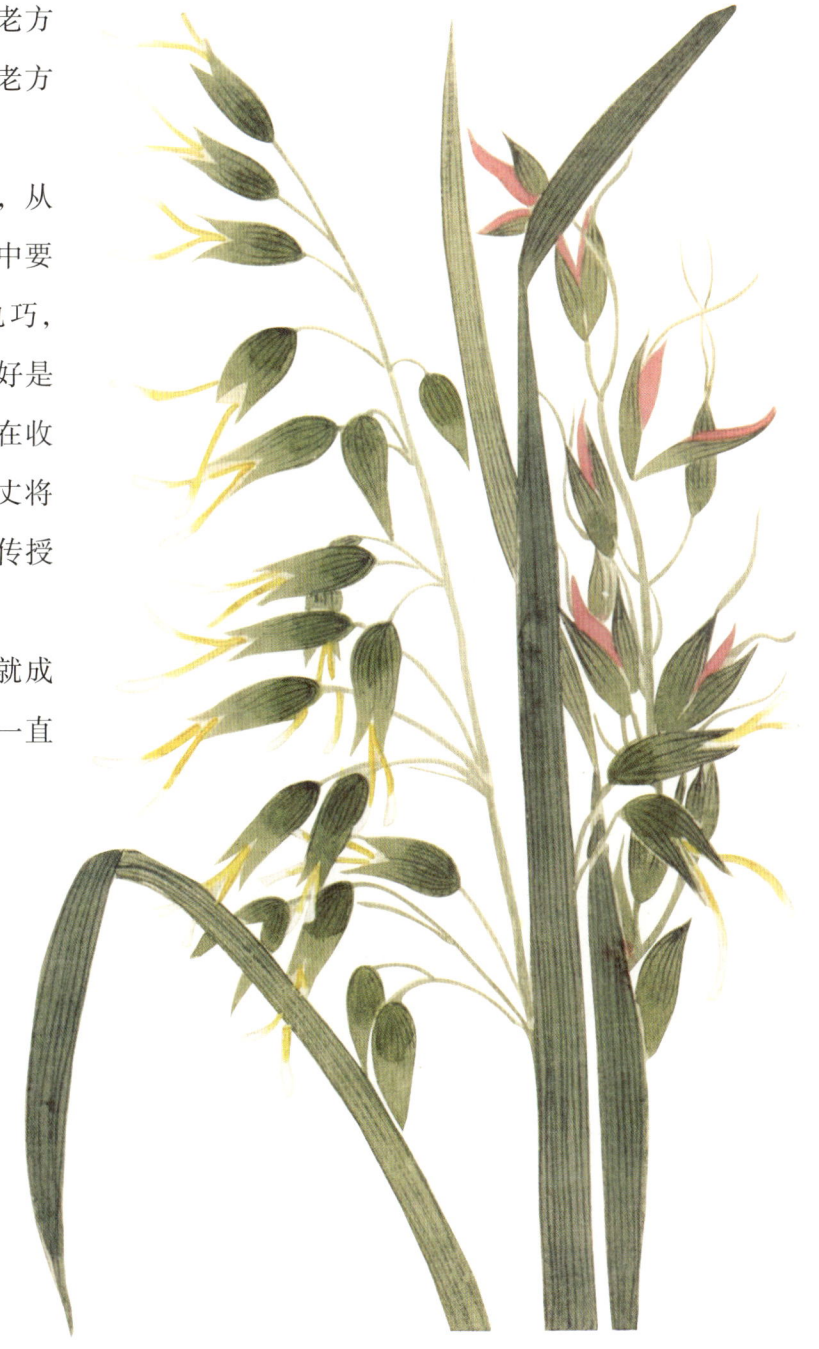

荞（qiáo）麦
有营养又好吃的粗粮

别名 乌麦、甜荞麦
分类 蓼科，荞麦属
习性 喜凉，耐贫瘠
功效 治肠胃积滞

相传，在很久以前，有一个叫荞麦的姑娘住在嵩山脚下。荞麦家里虽然穷，但她十分聪明美丽，勤劳善良。荞麦十八岁那年，来求亲的媒人几乎踏破了荞麦家的门槛。邻村有个财主，听说了荞麦之后，便动了心思想让她嫁给自己的傻儿子。

荞麦的父母为人贪婪，决定攀上这个高枝，于是便收下聘礼，将荞麦嫁给了财主家的傻儿子芒种。荞麦嫁过去后，将家里打理得井井有条。芒种虽然傻，但对荞麦很好，这日子也算过得舒心。

一日，芒种到集市上卖马，可傍晚却空手回来了。荞麦一看，猜想丈夫八成被人骗了，于是上前问道："马呢？"芒种说道："卖了。"荞麦又问："钱呢？"芒种说道："买马的让我上他家取。"荞麦问道："那他家在哪儿呢？"芒种想了想，说道："他说他姓西北风，名叫通汴京；家住半天空，明月落山中；门前大明镜，屋后响叮咚。"荞麦点了点头："嗯，明天去取马钱吧，他叫寒露，家住西山村。他家门前有一

荞麦是蓼科荞麦属的一年生草本植物，别名乌麦、甜荞麦，可作主食，也可泡茶。

荞麦5—9月开花，6—10月结果，株直立，高30～90厘米，分枝较多，上部分枝为绿色或红色；叶片顶部渐尖，底部为心形，整体为三角形或卵状三角形，托叶形似短筒，无毛，易脱落；花朵腋生或顶生，苞片（和花序相关的叶片）绿色，近圆形，每个苞片中有3～5朵花，花萼和花冠为白色或粉红色；种子形似带棱圆锥，横截面为心形，颜色青绿居多。

荞麦是短日照植物，喜凉爽湿润，不耐高温，畏霜冻，多生于路边和荒野。荞麦在中国各地均有分布。

个大水池,屋后有个铁匠炉。"

按照荞麦的话,芒种很快找到了寒露家。寒露一看,这傻小子竟然找上门了,肯定是找了个好媳妇。思及此处,寒露就动了歪心思。

这日,寒露趁芒种不在家,偷偷将荞麦掳走了。荞麦苦苦哀求,寒露就是不放手。路过一片山林时,荞麦忽见岩隙间淌着泓清泉,于是灵机一动说道:"我今早连脸都没洗呢,你总得让我洗个脸,然后体体面面地跟你走呀。"

寒露以为荞麦屈服了,于是就把她放了下来。荞麦走到泉边假装低头洗脸,待寒露放松警惕后,突然朝山上逃去。山间密布的荆棘将她的手臂划出道道伤口,鲜血滴落在土地上。说来神奇,鲜血滴落之处,瞬间冒出红秆绿叶的青苗,继而蔓延成一片。荞麦借着植物的掩护,终于摆脱了寒露的追赶。次日清晨,芒种和村民们循着新长的植物找到了荞麦。而灰溜溜回到家的寒露则被大家抓住,扭送官府。

那些红秆绿叶的植物后来结出很多籽粒,成为穷苦人家的救命粮。人们都说,这是荞麦姑娘用智慧和勇气换来的神物,便将其命名为"荞麦"。

苦荞麦

既能吃，又能当茶喝

别名	黑苦荞
分类	蓼科，荞麦属
习性	喜凉，耐贫瘠
功效	理气止痛、健脾利湿

提到苦荞麦，就不能不提雁门关。早在宋朝，雁门关便流传着苦荞麦"救皇粮"的故事。

相传，宋太宗赵光义与杨家将被辽军围困在雁门关。大军被围，全军几近断粮。宋太宗巡视军士时，因饥肠辘辘险些从马上摔下。士兵们更不必说，大部分的体力都已消耗殆尽，坐等被辽军攻杀。

千钧一发之际，雁门关那些支持杨家将的百姓捧着当地名产——苦荞麦来支援将士。这些苦荞麦不但让将士们吃了一顿饱饭，而且还治好了部分将士的顽疾。宋太宗吃了几顿苦荞麦饭后，觉得体力充沛，浑身上下充满了力量。众人啧啧称奇，认为这是上天保佑大宋，于是，人们便将雁门关苦荞麦称作"救皇粮"。

靠着苦荞麦，宋军一举反攻。得胜回朝后，宋太宗仍然念念不忘雁门关百姓进献苦荞麦之情，于是亲手书写了"中国第一荞"赠予当地百姓，以表达自己的感激之情。同时，宋太宗还将雁门关苦荞麦列入

苦荞麦是蓼科荞麦属的一年生草本植物，别名黑苦荞。苦荞麦茎直立，有绿色或微紫色，分枝；叶宽，呈三角形，两面沿叶脉具有乳头状突起，下部叶具长叶柄，上部叶较小具短柄；总状花序顶生或腋生，苞片呈卵形，花梗中部有关节；花被呈白色或淡红色，花被片呈椭圆形。

苦荞麦喜湿润凉爽，畏霜冻、高温，多生长在田边、河谷等潮湿地带。在中国各地均有分布。

苦荞麦果实味苦性平，含有多种维生素、矿物质及微量元素，长期食用可有效预防心脑血管疾病，降低血压、血糖、血脂。

"贡品"，年年上贡朝廷。

由于苦荞麦味道清香且有特殊疗效，它在雁门关地区又有"土四环素"的称号，而"救皇粮"的故事也一直流传至今。

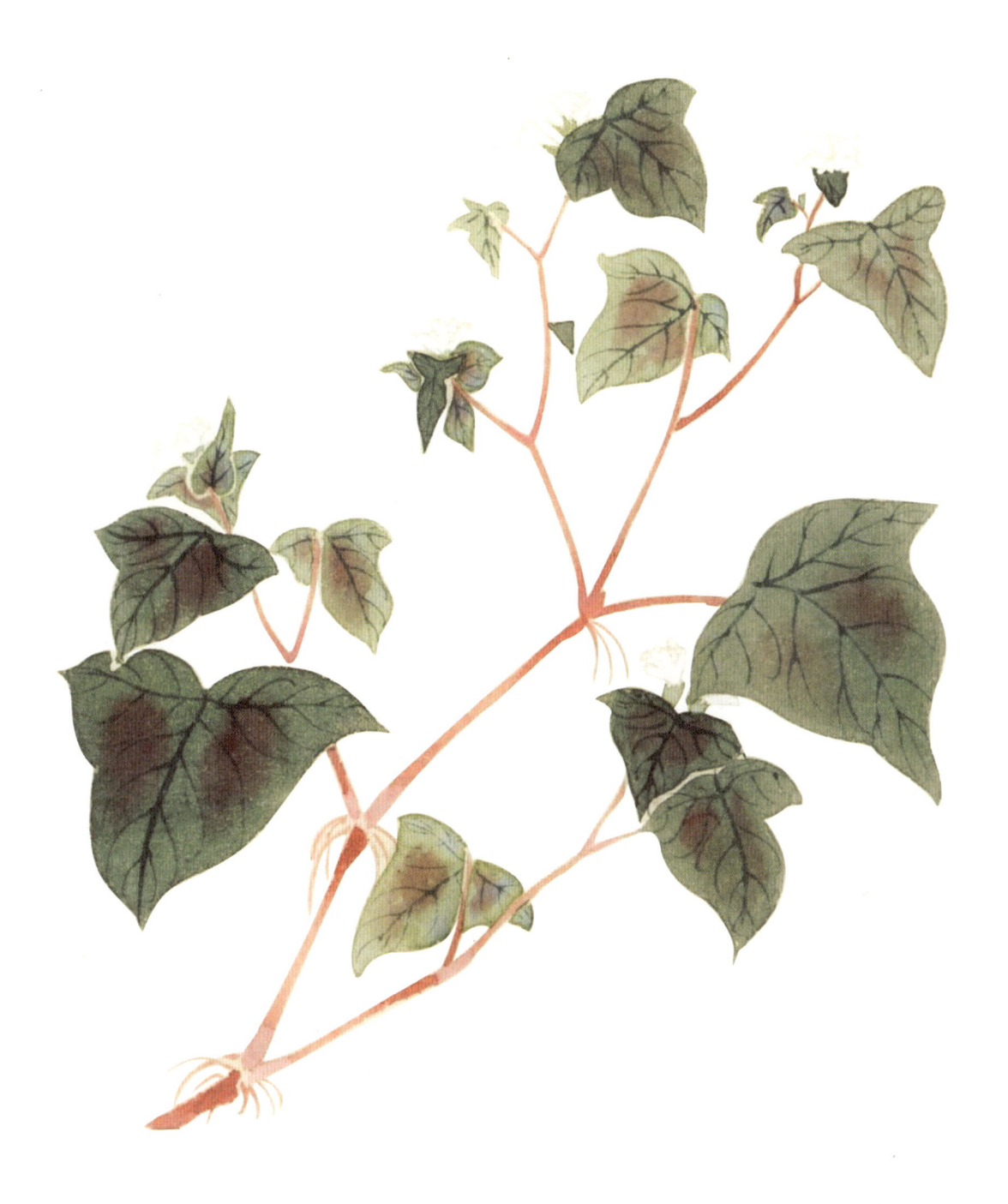

大麦

味道独特的大麦

别名	牟麦
分类	禾本科，大麦属
习性	耐寒、耐旱、耐贫瘠
功效	益气调中、补虚劣、壮血脉

提起清朝的乾隆帝最喜欢做的事，下江南绝对算是其中之一。

江南有一座小城名叫丹阳，京杭大运河从丹阳穿城而过。可是，如此便利的水运却没让丹阳成为一座经济发达的小城，丹阳县城仍旧十分贫困。

这日，乾隆帝下江南时要路过丹阳的消息传了下来，这可把丹阳的县太爷愁坏了。乾隆帝最讲究排场，这一路上大小州县、各级抚台县官都一掷千金，将当地最好的美食端出来接驾。可丹阳小县且不说没有什么珍馐美味，就是有，他这个没钱的县太爷也买不起。

这可怎么办呢？突然，县太爷灵机一动：乾隆皇帝什么珍馐美味没吃过啊，这次他来丹阳，干脆给他换换口味！于是，县太爷派人拿出一口大铁锅，熬了一大锅当地的特产——大麦粥。果然，乾隆一尝赞不绝口，他立刻将大麦粥赏赐给文武百官。大家品尝了麦香浓浓的大麦粥，都竖起了大拇指。乾隆皇帝一高

大麦是禾本科大麦属的一年或越年生草本植物，别名牟麦，主要变种有青稞和藏青稞。

大麦茎秆直立敦实，高度50～100厘米，光滑无毛；叶鞘（叶片基部包围着茎的部分）有的具绒毛，有的则没有；花序呈穗状，小穗密集无柄；颖为披针形，外表有毛，芒较长，8～15厘米，有细刺；果实梭形，外表淡黄色，质地较硬。

大麦兼具春、冬生长习性，对温暖和寒冷的气候都能适应，生长范围很广泛，在中国南北各地都有分布，其中西南、西北各省（区），如青海、西藏、四川等地常栽培。

兴,下圣旨破例在丹阳多停留三日,为大麦粥添彩。

可是,这乾隆皇帝是吃惯了大鱼大肉,偶尔来一碗大麦粥觉得惊艳万分,可一日三餐都以此为食,吃腻倒是其次,主要是根本吃不饱。

果然,到了第二日,乾隆和文武百官就受不了了。可是圣旨一出,又不能出尔反尔,于是,乾隆、嫔妃和文武百官只能喝了三天大麦粥。

临走前,乾隆颇有感慨地说:"丹阳,真难过啊!"

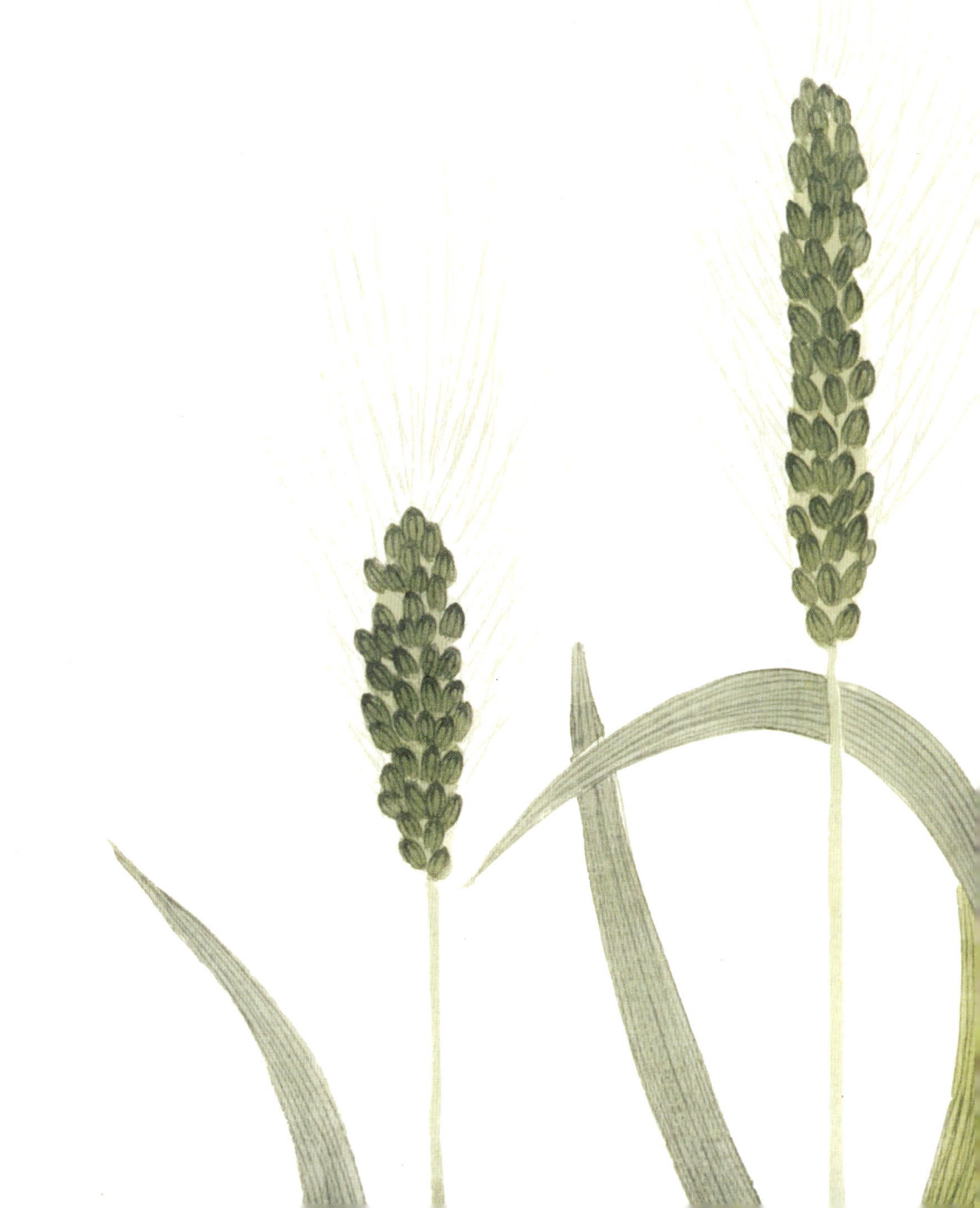

小麦

想吃馒头，先种小麦

别名 普通小麦
分类 禾本科，小麦属
习性 喜肥沃、疏松的土壤
功效 利小便、养肝气

相传在宋代，京城有一位名医叫王怀隐。

一日，王怀隐正在院中晾晒药材，突然发现药材中有一些小麦又空又瘪，于是皱着眉头问道："这是从何处采购的？"伙计听后解释道："是城南张大户卖给我们的。"

王怀隐刚要说话，突然一位男子带着哭腔闯到了后院："王神医，求您救救内子吧！她现在喜怒无常，一会儿哭，一会儿笑，生气的时候摔砸东西，整日心神不宁！"

王怀隐说道："无妨，我给你开一味小麦、一味大枣、一味甘草，你照我的方子熬成'甘麦大枣汤'，便可治疗妇女藏躁（围绝经期）。"

丈夫千恩万谢地接过药方，说道："还有一事，内子夜间盗汗，您看如何治疗？"

王怀隐说道："你先将藏躁治疗完毕，再来看盗汗证吧。"

不几日，丈夫带着妻子来王怀隐处表示感谢。王

小麦是禾本科小麦属的一种植物，别名普通小麦。小麦的颖果也称小麦，是人类的主要粮食之一，也可用于酿酒或制作燃料。

小麦丛生，秆直挺，有6～7节，高60～100厘米；叶片长披针形，翠绿色或深绿色，成熟后变为浅黄色，边缘粗糙；穗状花序直立，宽1～1.5厘米；颖卵圆形，长6～8毫米；外稃长圆状披针形，长8～10毫米，顶端具芒或无芒。

怀隐突然想起此妇女还有盗汗证，于是便出言问询。谁知，妻子笑意盈盈道："不必了，吃了先生的药，我的盗汗证已经痊愈了。"

王怀隐有些纳闷，难道小麦还能治疗盗汗证？于是，他便把几个盗汗证患者的药方换成了小麦，可是，大家都说并没有什么显著效果。

王怀隐突然灵光一闪，问伙计道："那日你给藏躁患者抓的小麦是从哪儿来的？"

伙计支支吾吾道："那日我见张大户送来的小麦就在手边，于是给那人抓的都是空小麦。"

王怀隐立刻让伙计把张大户请来，张大户也红了脸，说道："这些是漂浮在水上的麦子，我没舍得扔，就给你们送来了……"

王怀隐说道："张老兄，做药的材料不能将就，这是在拿患者的命开玩笑啊！"

张大户羞愧难当，连连点头。

等张大户走后，王怀隐便将浮小麦的功效记入《太平圣惠方》。

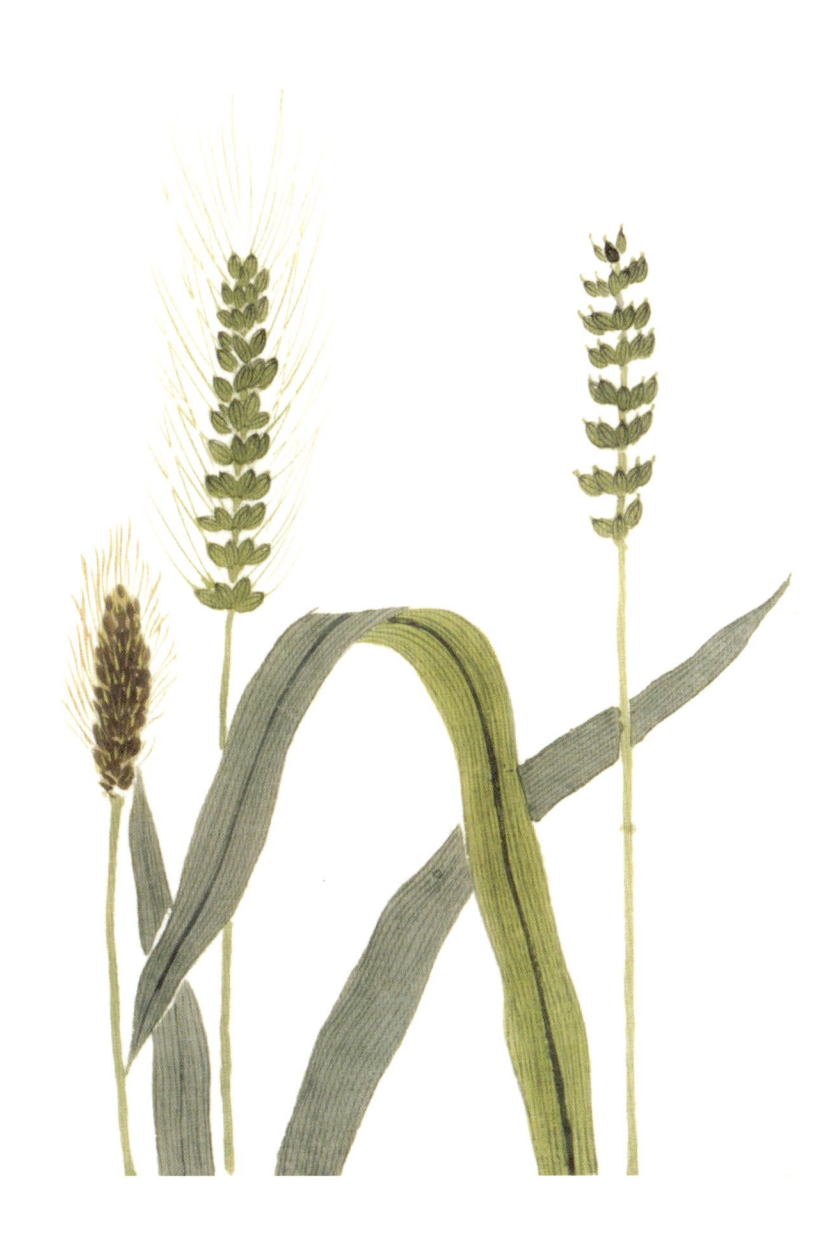

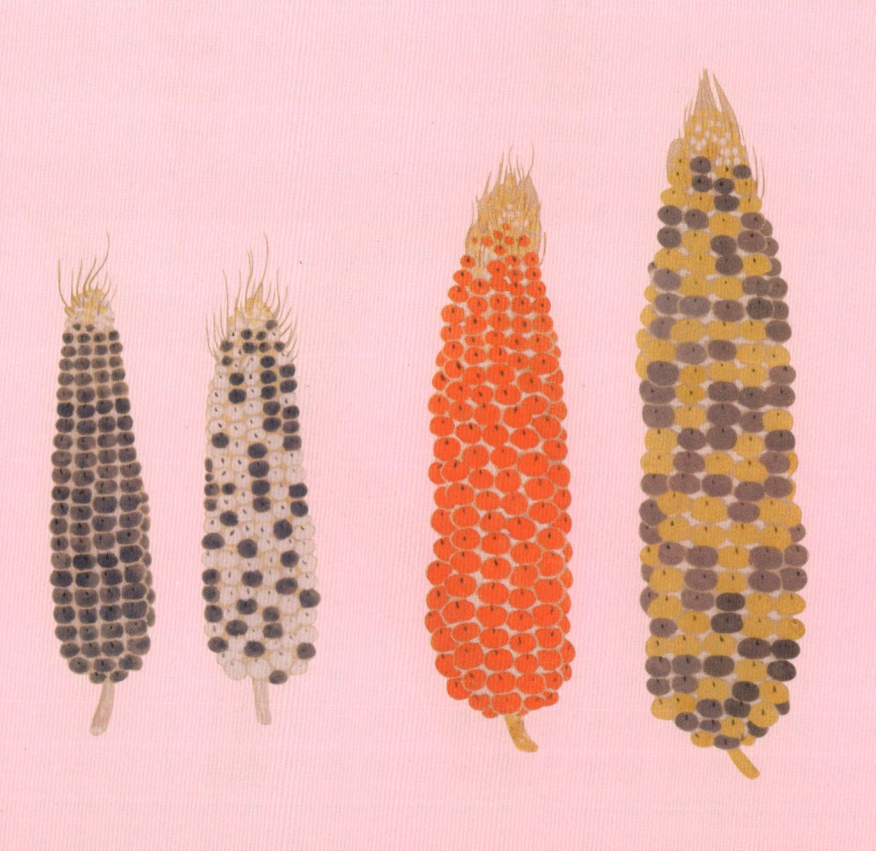

第五章

稷粟类：各种各样用途的谷物

粟（sù）

金灿灿的谷子

别名	狗尾粟、谷子
分类	禾本科，狗尾草属
习性	耐旱，喜高温
功效	养肾气、健脾胃、治痢疾

在很久以前，华夏大地上有一个繁荣昌盛的部落，这个部落的首领就是被人们尊称为炎帝的神农氏。在当时，人们虽然勤劳劳作，但由于缺乏稳定的粮食来源，经常面临着饥饿的困扰。神农氏作为部落的首领，深深忧心着族人的生计，为了缓解部落的食物危机，他常常亲自去寻找适合食用的粮食。

一年夏天，神农氏在山野间发现了一种穗状如犬尾，穗籽青绿的野生植物。他心想，这上面结的穗籽成熟了也许可以食用呢！便用石斧在路边的树上做了个记号，待秋天成熟后再来采集。可一直到了秋末，神农氏才想起来这件事，他急急忙忙地跑去山坡，却发现穗上的那些小颗粒被花喜鹊吃了个精光。

到了第二年夏天，神农氏吸取了教训，早早地割来山藤，编织了一个大藤网，把狗尾巴草罩护起来，放心地离开了。待秋末，狗尾巴草又成熟了。花喜鹊就邀请乌鸦一起钻进藤网，美美地饱餐了一顿。正当它们准备飞走的时候，神农氏来了，喜鹊

粟是禾本科狗尾草属的草本植物，别名狗尾粟、谷子。粟去壳后为粟米，粟米古时泛指粮食，也指小米，又称白粱粟、籼粟、硬粟。

粟株高60～120厘米，茎呈圆柱形，细高笔直，内部中空，外部有节。叶片基部较宽，前端渐尖，呈狭披针形。粟于立秋到处暑间开花，多花排列为总状花序（花序是指许多花在花轴上排列所遵循的规律），花穗顶生，下垂，每穗结实数百至上千粒，子实极小，在白露至秋分时节成熟。成熟后，稃壳呈白色、黄色、红色、杏黄色、褐黄色或黑色，稃壳去掉后子实有黄色、白色、青色等。粟米含有丰富的膳食纤维、蛋白质、维生素及多种微量元素，营养价值高，不仅能养脾胃，还能促进排泄。

粟不喜长时间光照，喜温，但不同品种在不同时期对温度的要求不同，抗旱性很强，比较适合在干旱缺乏灌溉、雨水量较小的地区种植，对土壤要求不高，不过最适宜在富含有机质的黏壤或砂壤土中生长。

和乌鸦一慌，竟被藤网紧紧缠住，怒火中烧的神农氏轻而易举地抓住了这两只鸟儿，决定惩罚它们。机灵的花喜鹊赶快求饶说："放了我们吧！日后我为您守护这种作物，捕捉害虫。"

神农氏听后怒气稍解，便把两只鸟儿放了，等他低头一看，发现地上还落着几粒黄灿灿的穗籽，便将它们捡起来，带回了家。来年春天，神农氏把这些穗籽种在地里。到了秋天，那植物果然结出了沉甸甸、金灿灿的穗子，上面的穗籽尝起来也非常甘美。神农氏欣喜不已，将其命名为"粟"，也就是现在的小米。

在他的示范下，整个神农氏部落都种起了粟。后来在无数先辈的精心培育和辛勤耕耘之下，粟的产量越来越高，成为族人重要的粮食。

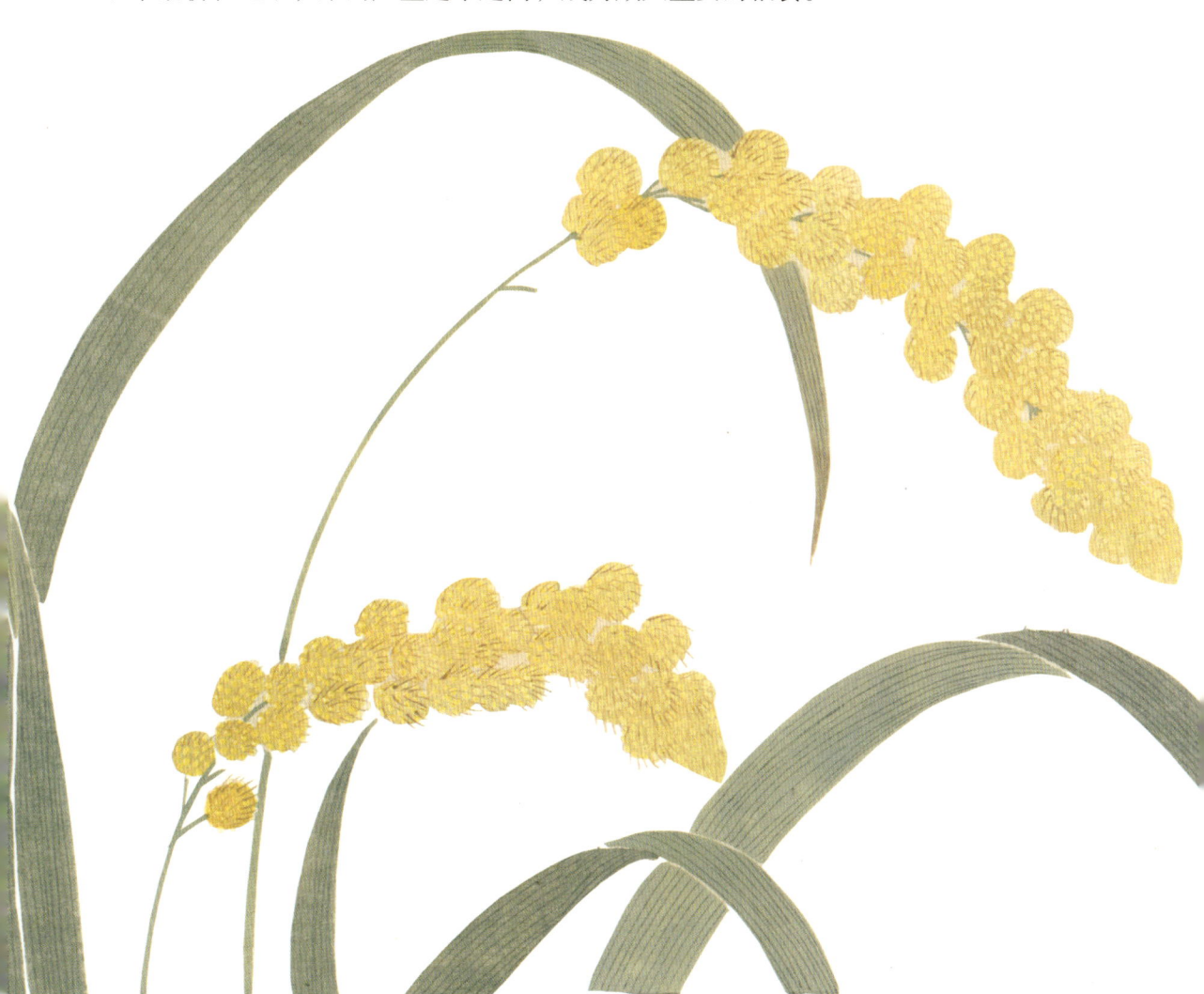

稷（jì）
让人傻傻分不清楚的稷

别名 黄米、黄粟、黍
分类 禾本科，黍属
习性 耐贫瘠、耐旱
功效 益阴、利肺、利大肠

相传，白山下有一青年猎户，名叫阿助。阿助是十里八乡有名的神箭手。可是，阿助家境贫寒，家中又有一位患病的母亲。所以，姑娘们虽然爱慕阿助，却也没谁愿意嫁给他。

一日，阿助母亲把儿子叫到床前说道："儿啊，娘对不起你，没让你过上一天好日子。现在娘要走了，可临走前，娘还想吃一块豆腐馅儿的油糕，吃不到这口油糕，娘闭不上眼啊。"阿助是个孝顺孩子，他立刻打了野味下山，打算去集市上换油糕。可是，阿助走遍了集市，也没遇到卖油糕的人。

眼看天黑了下来，阿助只好往家赶。经过磨坊时，阿助与一位白衣女子相撞，两人赶忙相互道歉，彼此看去都红了脸。原来，这位美丽的女子是磨坊主的女儿，今日在集市上不慎遗失了家传玉佩，便一直找到傍晚方归。

女子见阿助一脸焦急，便问了阿助缘由。听阿助讲完后，女子拍手说道："今早家里刚磨了黍米，做

稷是禾本科黍属的一年生草本植物，别名黄米、黄粟、黍。稷的果实去壳后叫黄米，黏性大，其形态与小米相似，但比小米略大，颜色也较浅。

稷茎高40～120厘米，粗壮直立，偶有分枝；叶片线形或线状披针形，边缘粗糙，两面或光滑或有长绒毛；圆锥形花序，花色有绿色和紫色，花穗成熟时下垂，穗形有多种；子实带芒的外壳（颖）光滑无毛，其内种子为带壳颖果，有黄白、灰、褐红等色，其中以黄白色最多。

稷喜光，喜欢温湿的环境，耐旱、耐高温、耐盐碱，不抗冻害，在肥力较差的土壤中也能良好生长。

了豆腐馅儿油糕,此刻厨房应该还有,如果不嫌弃,就请取些走吧。"阿助立刻道谢,取了油糕匆匆回家了。阿助的母亲吃了油糕后,精神也好了许多,没过多久,甚至还能下地走动了。

大家听说了这件事后,纷纷上磨坊主家买油糕,当地也有了逢年过节、红白二事必吃油糕的习俗。

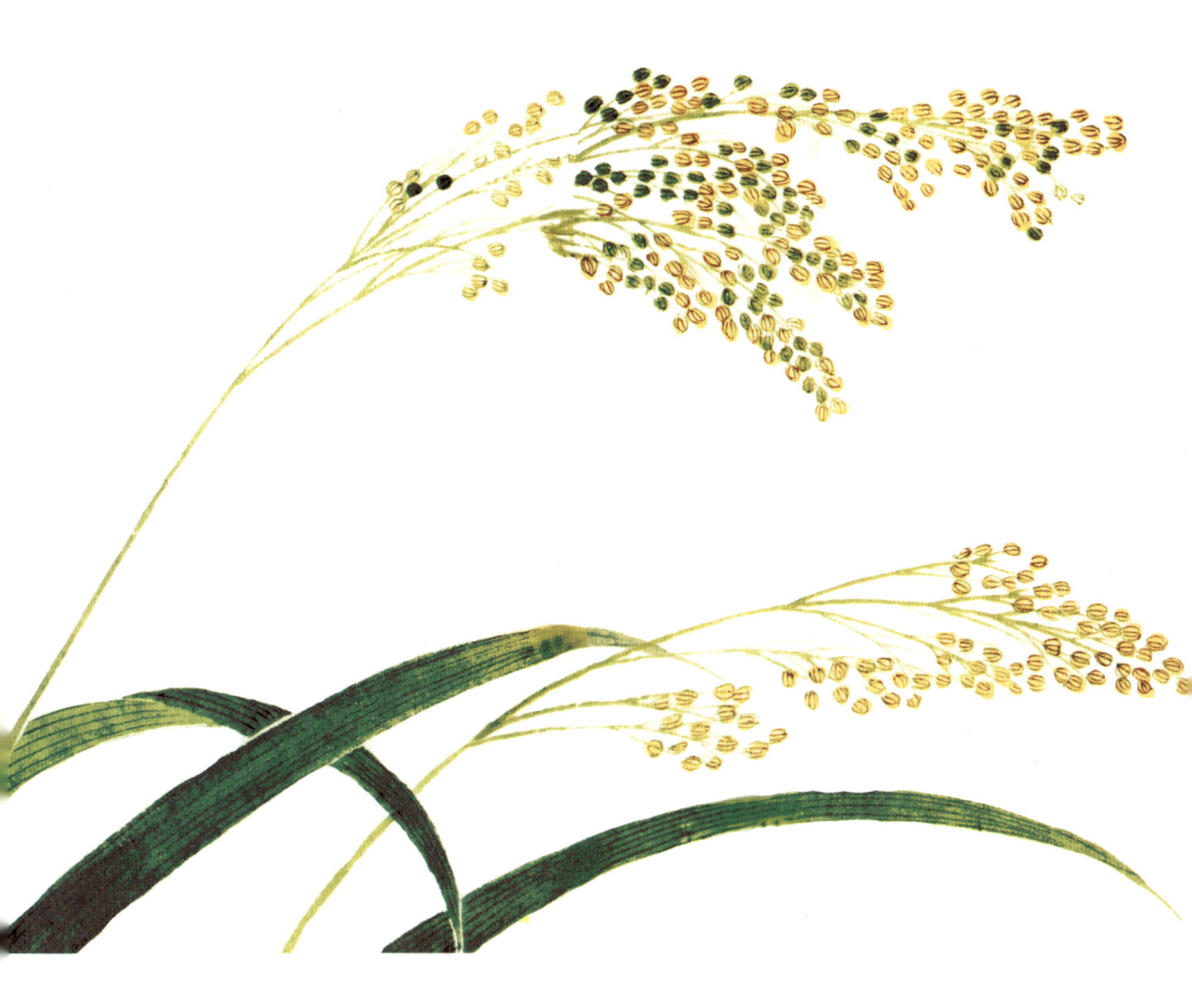

玉蜀黍

明朝人就开始啃玉米了

别名 玉米、苞谷、苞米、棒子

分类 禾本科，玉蜀黍属

习性 耐热，耐贫瘠，喜温

功效 调中开胃、益肺宁心

　　相传很久以前，辽东半岛连续几年闹灾荒，地里能吃的东西都被挖光了，草根和树皮也都没有了，甚至连种子都被人们吃掉了。眼看每天都有无数人饿死，八仙之一的吕洞宾心下不忍，便化作一个老汉和一个妇女，挨家挨户地发粮食种子。

　　接到种子的人有些纳闷，说道："这个像牙齿一样的种子，种下去真的能结米吗？"

　　老汉点头："是啊，这叫饱米，你们种下它，到了秋天就可以吃饱饭了。记住，饱米是人吃的，饱米秆子是牛吃的，牛吃饱了，来年就又能耕地了。"

　　老汉领着妇女天天在村里发粮食，可是装粮食的袋子却丝毫不见瘪，大家都很纳闷。一日，老汉和妇女来到大沟口屯发放粮食，一位姓刘的秀才接过种子，心怀感激地问道："请问二位怎么称呼？"

　　老汉摆摆手，道："我们两口子。"

　　这前言不搭后语的回答让刘秀才愣了一下，随即明白过来：两口，可不就是"吕"字吗？刘秀才立刻

　　玉蜀黍是禾本科玉蜀黍属的一年生草本植物，别名玉米、苞谷、苞米、棒子等。玉蜀黍的花期、果期为秋季。

　　玉蜀黍是中国重要的粮食作物与饲料作物之一，也是世界范围内总产量最高的农作物，其种植面积仅次于水稻和小麦。

　　从古至今，玉蜀黍一直被誉为长寿食品。玉蜀黍中富含蛋白质、维生素、纤维素和微量元素，是具有高营养价值的食品。

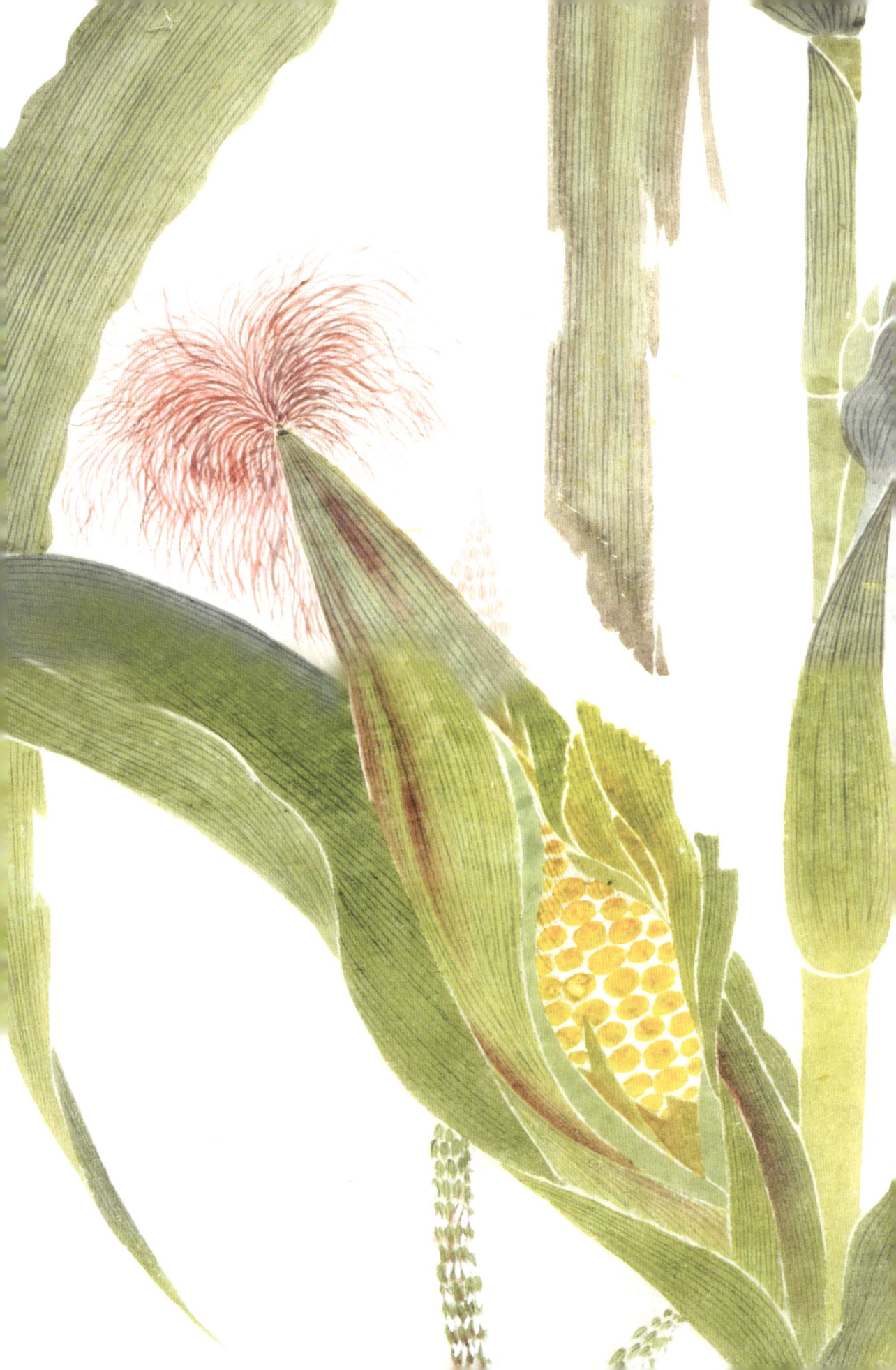

给吕洞宾深施一礼："多谢上仙救我等脱离苦海。"吕洞宾见他猜中自己的身份，也就不隐瞒了，他见粮食分发得差不多了，就转身回了天上。

后来，老百姓靠着吕洞宾的饱米获得大丰收，家家户户都吃上了饱饭。后来，刘秀才提议道："在灾年，这饱米可比玉石更珍贵啊！依我看，我们就叫它玉米吧！"

于是，玉米这个名字便一直流传到了今天。

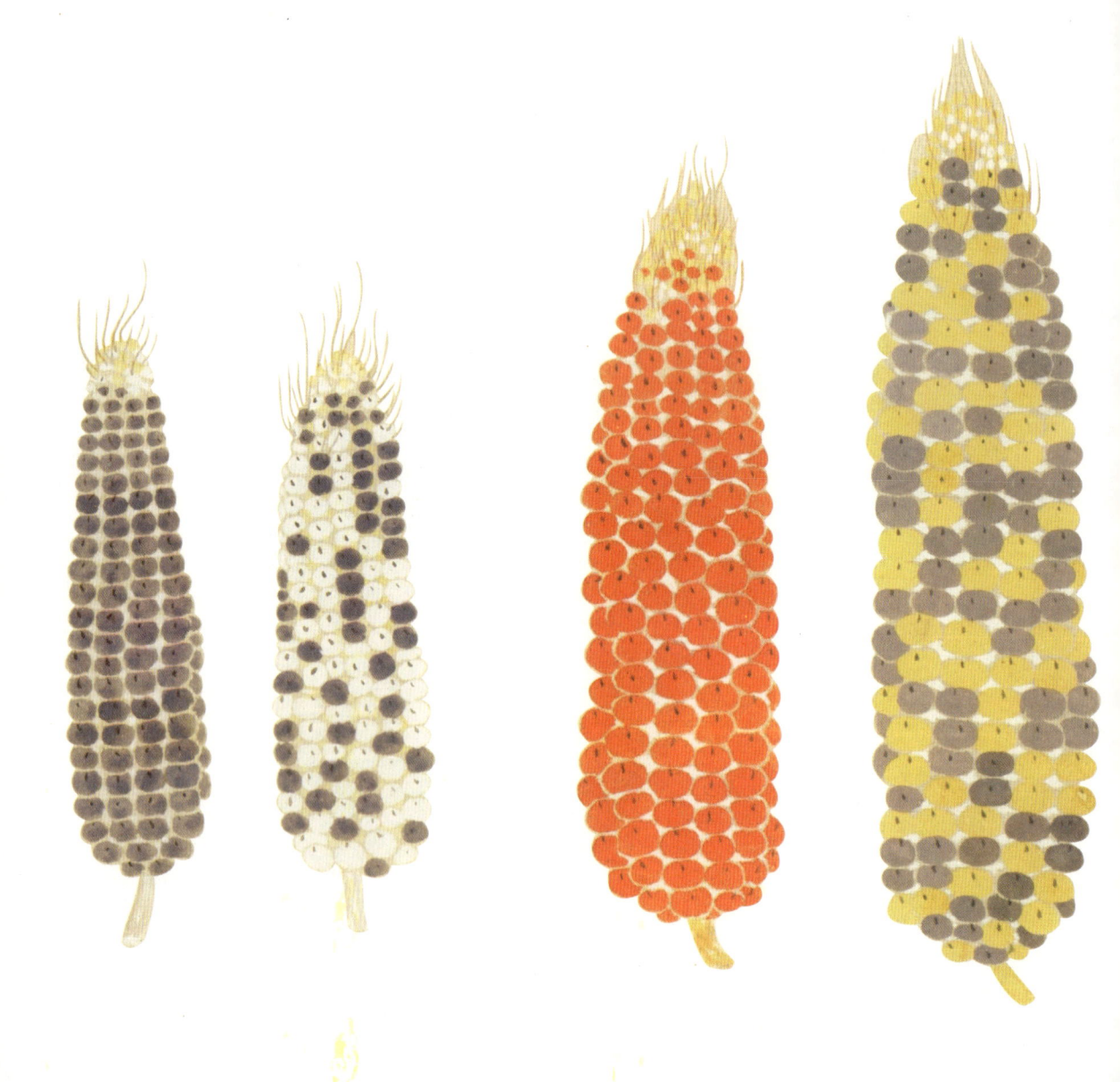

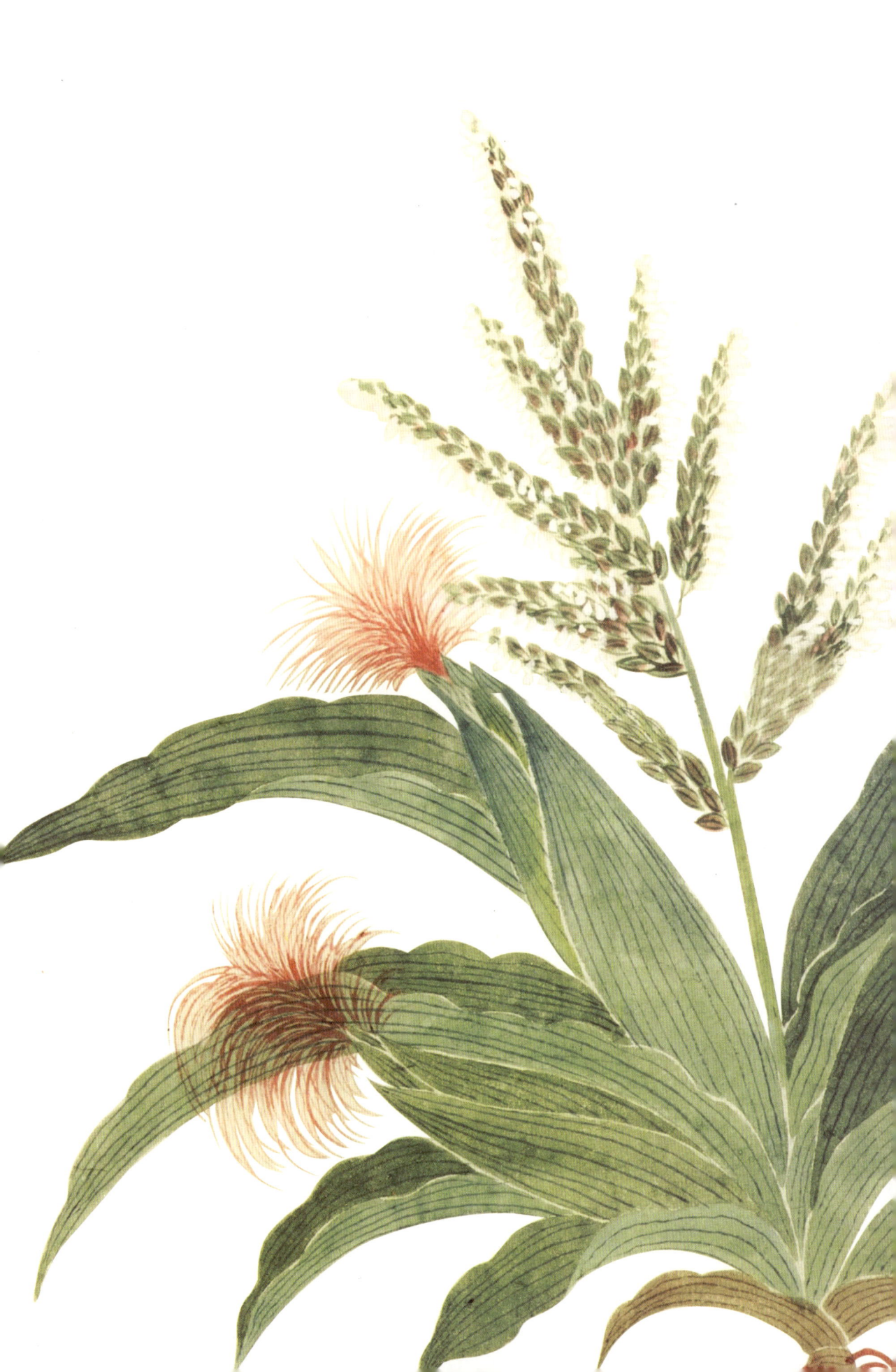

高粱

可作主食也能酿酒

别名	秫（shú）、蜀黍
分类	禾本科，高粱属
习性	喜温、喜水，不耐低温
功效	治胃气、利便

夏朝时，有一位叫杜康的年轻人，他虽然正直善良，却家境贫寒，只能靠给地主家放羊为生。可是，杜康的地主是个很小气的人，他经常克扣下人的饭食，杜康每天起早贪黑地干活，干的活儿最多，地主给的饭却最少。由于饭食不够，杜康一直对饭食十分珍惜。

这日，杜康又去山上放羊，可由于每天劳动量太大，杜康的肠胃出了问题，一点儿饭都吃不下。拿到地主分的高粱饭后，杜康偷偷将高粱饭放进一个竹筒里，打算等肠胃好了再吃。

杜康心想装了高粱饭的竹筒放哪儿呢？放房内肯定会被地主或其他长工拿走。杜康决定将竹筒放到一个树洞里，怕其他人发现树洞里的竹筒，他便取了些泥巴将洞口封住，然后才安心地去放羊了。

由于放羊任务繁重，加上杜康身体状况不好，他很多天后才想起竹筒里的高粱饭。这些高粱饭肯定坏掉了，可是，杜康摸了摸自己的肚子，还是决定把高粱饭挖出来吃掉。

高粱是禾本科高粱属的一年生草本植物，别名秫、蜀黍。高粱的茎秆是实心的，中心有髓。其叶片似玉米叶，厚而窄，较为平滑，上面有蜡粉，中脉是白色的。在古代，高粱是主要的酿酒原料之一。

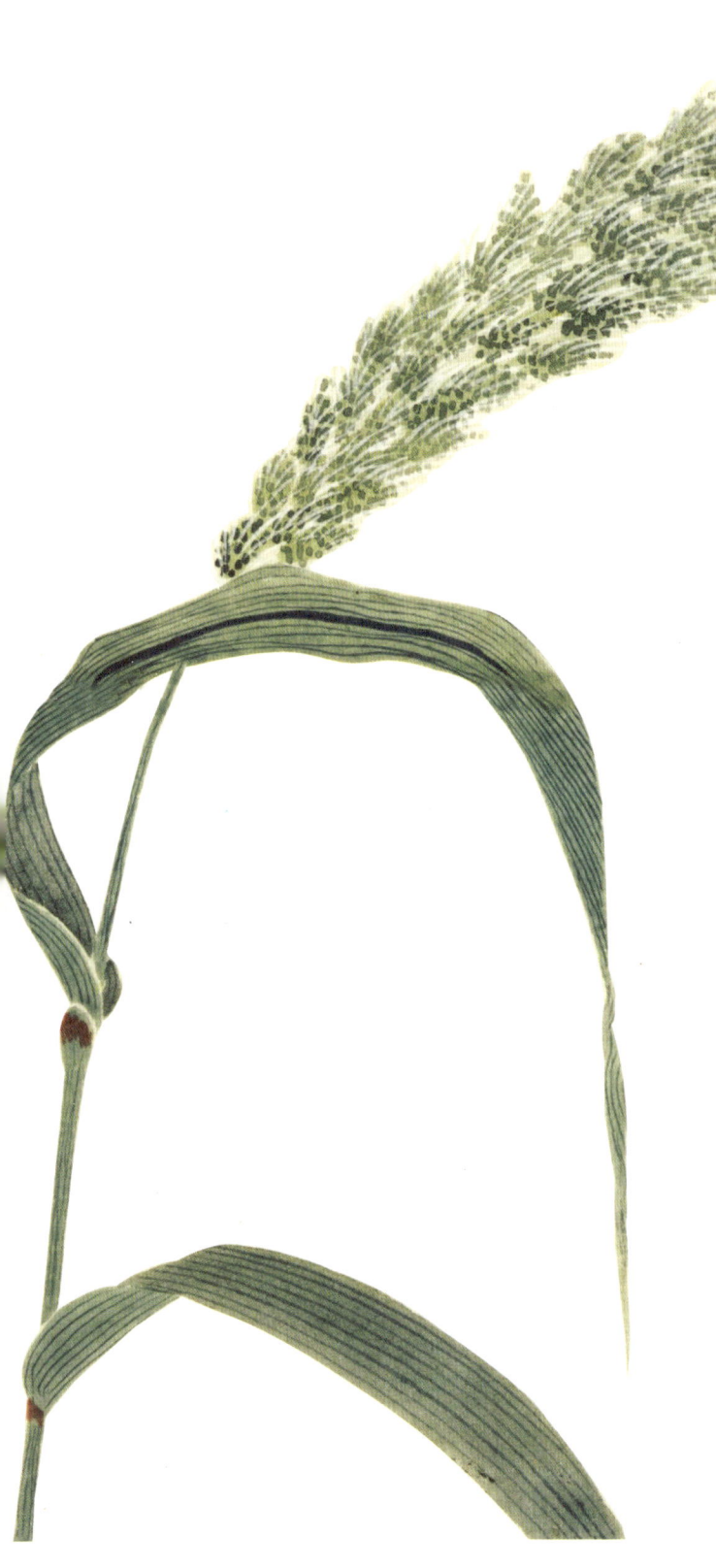

谁知，他刨开泥巴，取出竹筒后，才发现里面的高粱饭竟然化作了一桶清香扑鼻的水！杜康忍不住倒了一点品尝，发现高粱饭水的味道甘美醇厚。杜康也顾不上放羊了，他赶紧将高粱饭水分给村里人品尝。凡是尝过这种高粱饭水的人都对它赞不绝口，纷纷求杜康给他们也做一些。

就这样，杜康不再给地主家放羊了，而是开了一家"杜康"酒店。时至今日，杜康也变成了美酒的代名词。

薏苡（yì yǐ）
煮一碗薏苡甜汤

别名：薏仁米、六谷子
分类：禾本科，薏苡属
习性：喜温暖潮湿
功效：清肺、健脾、治黄疸

相传东汉年间，桂林一带瘴气严重，凡是吸入瘴气的人都会出现手足麻木、全身浮肿的症状。由于这种病多是从下肢引起，所以当地郎中将其称为"脚气病"。

汉光武帝刘秀手下有一位"伏波将军"，名叫马援。马援奉汉光武帝之命，率大军远征南疆平叛。由于军中大部分人都是北方人，水土不服加上当地"脚气病"的影响，马援只能下令安营扎寨休整一下，让军医为大家诊治。可是，北方的军医哪里见过这样的症状，随着患病将士日益增多，马援只能张贴出告示："献出能医治此病的药方者，赏白银五百两。"

一天，两天……直到第七天，终于有个手拿木棍的乞丐揭下告示，然后随军士进入马援的大帐。马援打量乞丐一眼，心中不信此人会治病，但还是忍住不耐烦的情绪问道："你有妙方？"乞丐一笑，从怀里摸出一个颇为精致的袋子，说道："这是一包'慧珠子'，用它煎水，给患病的军士服用，保管药到

薏苡是禾本科薏苡属一年生的粗壮草本植物，别名薏仁米、六谷子。薏苡根须呈黄白色，直径约3毫米；秆多节，直立，高1～2米；叶鞘稍短，无毛；叶片扁平宽大，基部呈圆形或近心形；总状花序腋生成束，具长梗；总苞呈卵圆形，坚硬有光泽，雌蕊的细长柱头多从总苞顶端伸出。

薏苡喜湿润、耐涝，多生长在池塘、河沟或易涝的农田等地，在热带、亚热带及非洲和美洲的湿热地带均有分布，中国湖南、湖北、河北、辽宁等地多有种植。

薏苡的果实薏苡仁可食用，亦可药用，具有一定的抑菌、抗病毒的功效，对于扁平疣等疣病具有较好的治疗效果。一些进行抗癌治疗的患者也可以用薏苡仁佐餐，来抑制肿瘤的复发及加重。

病除。"

马援将信将疑,他挥手让军士煎水,然后让患病士兵服下。果然,慧珠子煎的水十分有效,患"脚气病"的军士喝完后很快就痊愈了。马援大喜,命人拿出五百两银子奖励乞丐,谁知那位乞丐早就不知去向了。

平定南疆后,马援带回几大车慧珠子,准备到北方种植。谁知有人捕风捉影,说马援搜刮了几大车明珠。为了避嫌,马援决定将慧珠子改称薏苡仁。后来,白居易还专门写下了"薏苡谗忧马伏波"的诗句,为马援鸣冤。

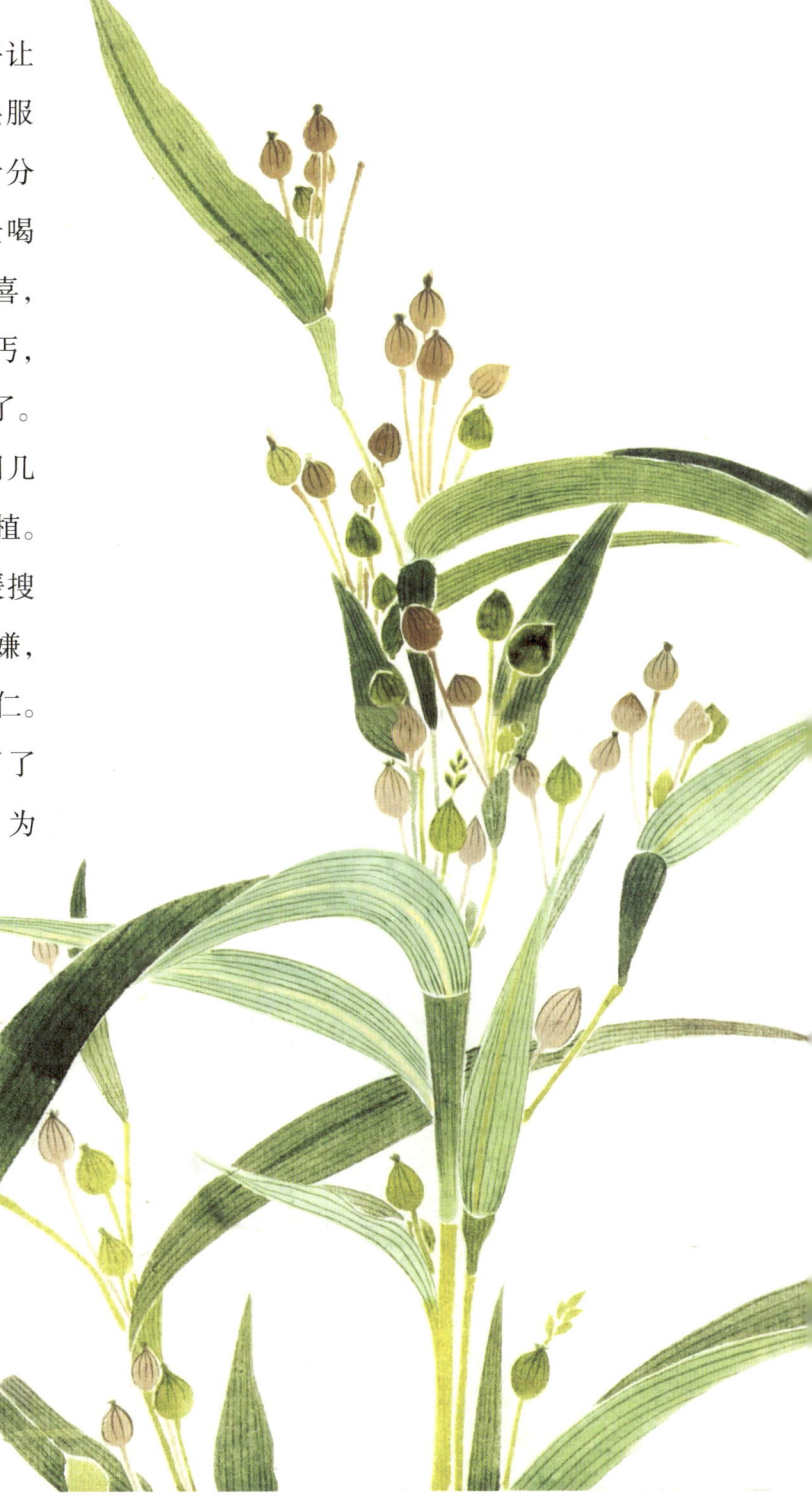

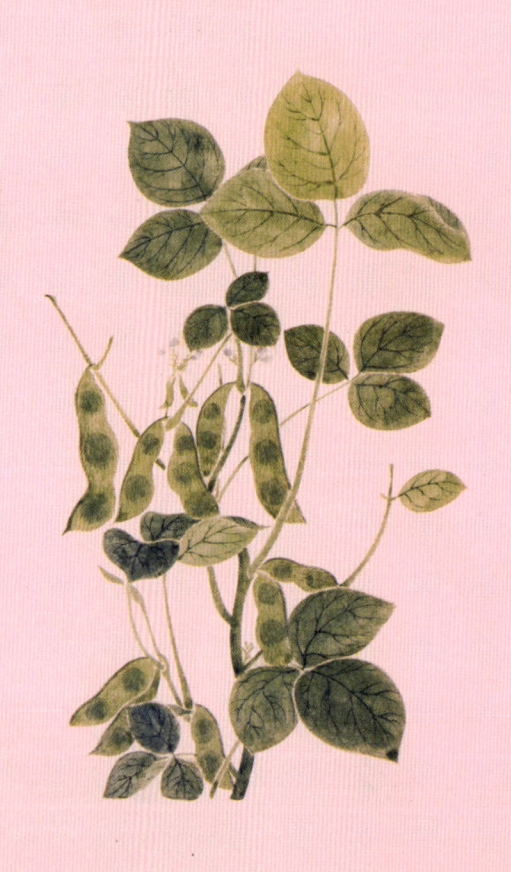

第六章

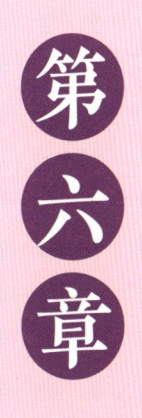

豆类：圆圆滚滚的豆子

扁豆

像是被压扁的豆角

别名	沿篱豆、蛾眉豆
分类	豆科，扁豆属
习性	喜温、怕寒，遇霜即死
功效	健脾和中、消暑化湿

相传在很久之前，西北地区有一个关于嫁娶的风俗，那就是新媳妇过门后的第二天，要给婆家一家老小做饭。这顿饭的目的是让婆婆考验媳妇是否聪明贤惠，是否厨艺高超，所以婆婆常会出一些刁钻的菜名让儿媳妇做。

有一位叫萨热的新媳妇，为了获得婆婆一家的赞许，在过门的次日清晨，她便早早来向公婆问安了。问安后，婆婆给她出了道题，那就是做一碗"黑麻糊抱金砖"。萨热应声而去，可来到厨房后，她却犯了难。

什么是"黑麻糊抱金砖"呢？萨热愁眉苦脸地走来走去，却一直没有灵感。不知不觉间，萨热走到了磨坊里，看到磨坊里的芝麻，萨热捧起来看了看，心中暗想：难道说黑麻糊是黑芝麻糊？那抱金砖又是什么意思呢？

磨坊里的长工看到愁眉苦脸的萨热，忍不住上前问道："少奶奶，您这是在为什么烦恼啊？"萨热如

扁豆是豆科扁豆属的多年生缠绕藤本植物，别名沿篱豆、蛾眉豆。扁豆嫩荚果可食用，白色花及种子可药用。

扁豆植株茎极长，可达 6 米，一般为淡紫色。株身无毛，叶轴两侧小叶呈羽毛状排列，小叶宽，三角状卵形，托叶（叶柄与茎连接处的叶子）披针形，小托叶线形。其开花时间在 4—12 月，两朵或多朵花簇生于每一节，花萼（花的最外层叶状结构）为钟形，花瓣通常为紫色或白色。豆荚扁平，呈圆弧状镰形，其内种子也是扁状，椭圆形，有紫黑色和白色两种颜色。

扁豆根系四通八达，有很强的耐旱性，多分布在热带及亚热带，在中国也有着悠久的栽培历史，多种于房前屋后、路边、沟边等。

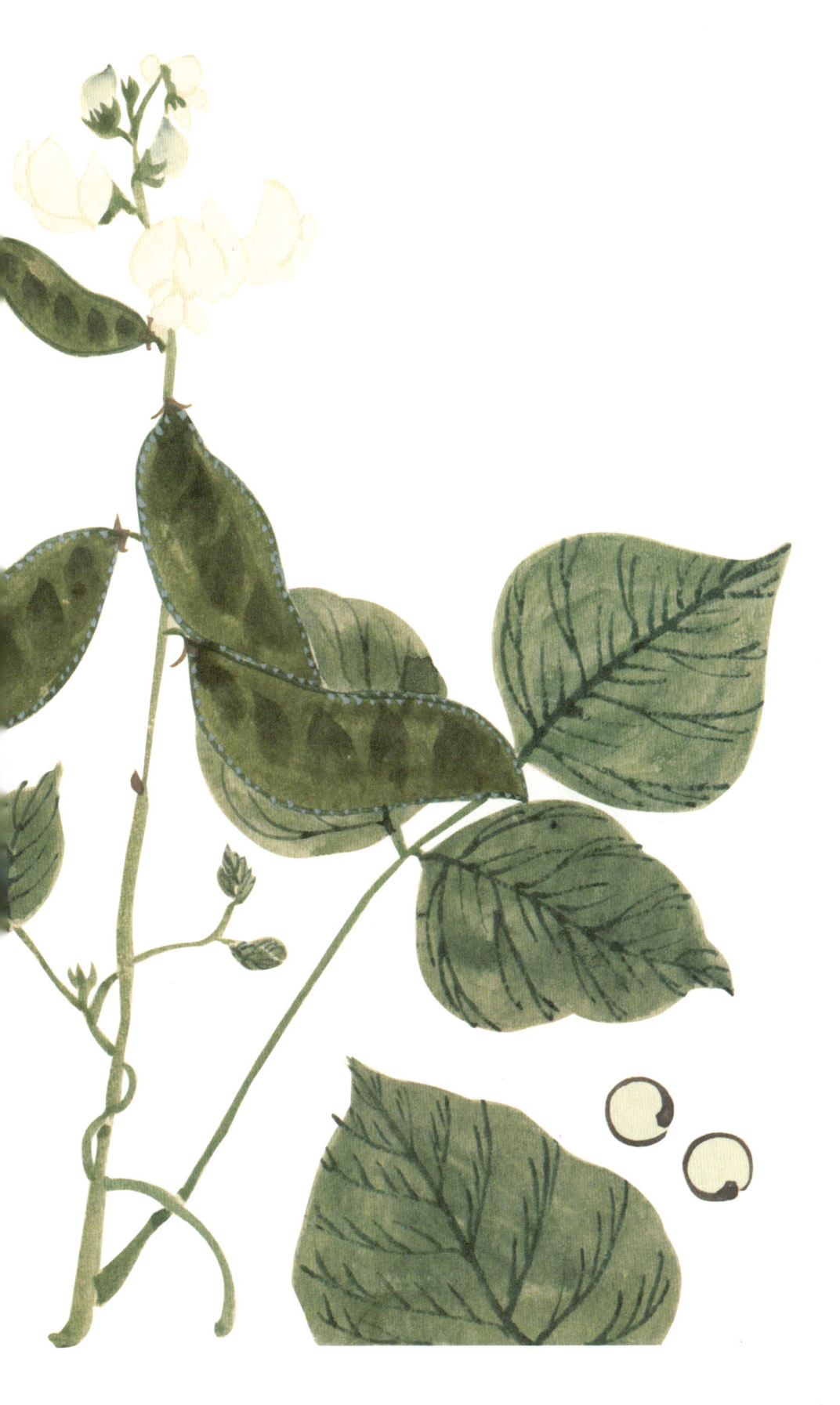

第六章　豆类：圆圆滚滚的豆子

实说道:"婆婆让我做一碗'黑麻糊抱金砖',可我实在不知道这是什么菜,你说我能不发愁吗?"

长工听了哈哈大笑道:"我的少奶奶,'黑麻糊'就是扁豆,'金砖'就是面旗子,'抱'就是'烩'的意思,所谓'黑麻糊抱金砖'就是'扁豆面旗子',这可是咱们老百姓的日常饭食啊!"

新媳妇一听,对呀,小时候老听人家说"黑麻糊抱金砖"和"扁豆面旗子",怎么如今却忘了呢?她赶紧谢了长工,跑到厨房做了一碗色香味俱全的扁豆面旗子。

婆婆一看媳妇端出了扁豆面旗子,脸上立刻有了笑意。全家人其乐融融地吃起了扁豆面旗子,媳妇也因此得了婆婆的赞赏。

蚕豆

嚼在嘴里嘣嘣响

别名	胡豆、南豆
分类	豆科，野豌豆属
习性	耐低温、怕暑热
功效	健脾胃

相传很久以前，江南有个临河的村落，每逢梅雨季节，村民们总会感觉身体不舒服，他们轻则腹胀如鼓，重则双腿肿胀，连下地干活都成了难事。村里的郎中阿远看在眼里，急在心头，翻遍医书却找不到根治的法子。

这年雨季格外漫长，阿远在河边采药时，突然被一位拄着拐杖的老妇人叫住："年轻人，可愿帮我寻些金豆子？"阿远抬头望去，老妇人身着青布衫，腰间系着褪色的围裙，手里攥着半截泛黄的豆荚。他接过豆荚，只见里面躺着几粒饱满的蚕豆，豆身上天然的裂痕像是一张张小嘴。

老妇人指了指村后荒废的洼地说："那里原是老祖宗的豆田，如今杂草丛生，金豆子怕是被埋住了。"阿远半信半疑地来到洼地，找了很久，才在野草深处发现几株瘦弱的蚕豆苗，叶片上蒙着厚厚的尘土。阿远忙带着蚕豆苗去寻

蚕豆是豆科野豌豆属的一种植物，别名胡豆、南豆，营养丰富，可做粮食、蔬菜、绿肥等。

蚕豆植株高30～100厘米，茎直挺粗壮不分枝，中空无毛，偶数羽状复叶（叶轴顶生小叶两片），托叶为头形或三角卵状，小叶长圆形、椭圆形或倒卵形，双面无毛，多成对生于上部，根基处较少。蚕豆的花期一般在4—5月，开花期4～7周；果期在5—6月，开花结荚时间为60～65天。花朵丛生于叶腋，花萼为钟形，花瓣均为白色，其上带有黑色斑点或紫色脉络；荚果鼓圆肥厚，初期表皮为绿色且带有绿色茸毛，成熟后变为黑色，其间长方圆形的种子也会由青绿色、灰绿色变至棕褐色、稀紫色或黑色。

蚕豆属长日照植物，适应性较强，能忍受0～4℃的低温，畏暑，喜欢温暖湿润的气候和中性微黏而湿润的土壤，原产地为欧洲地中海沿岸、亚洲西南部至北非，目前中国各地均有种植。

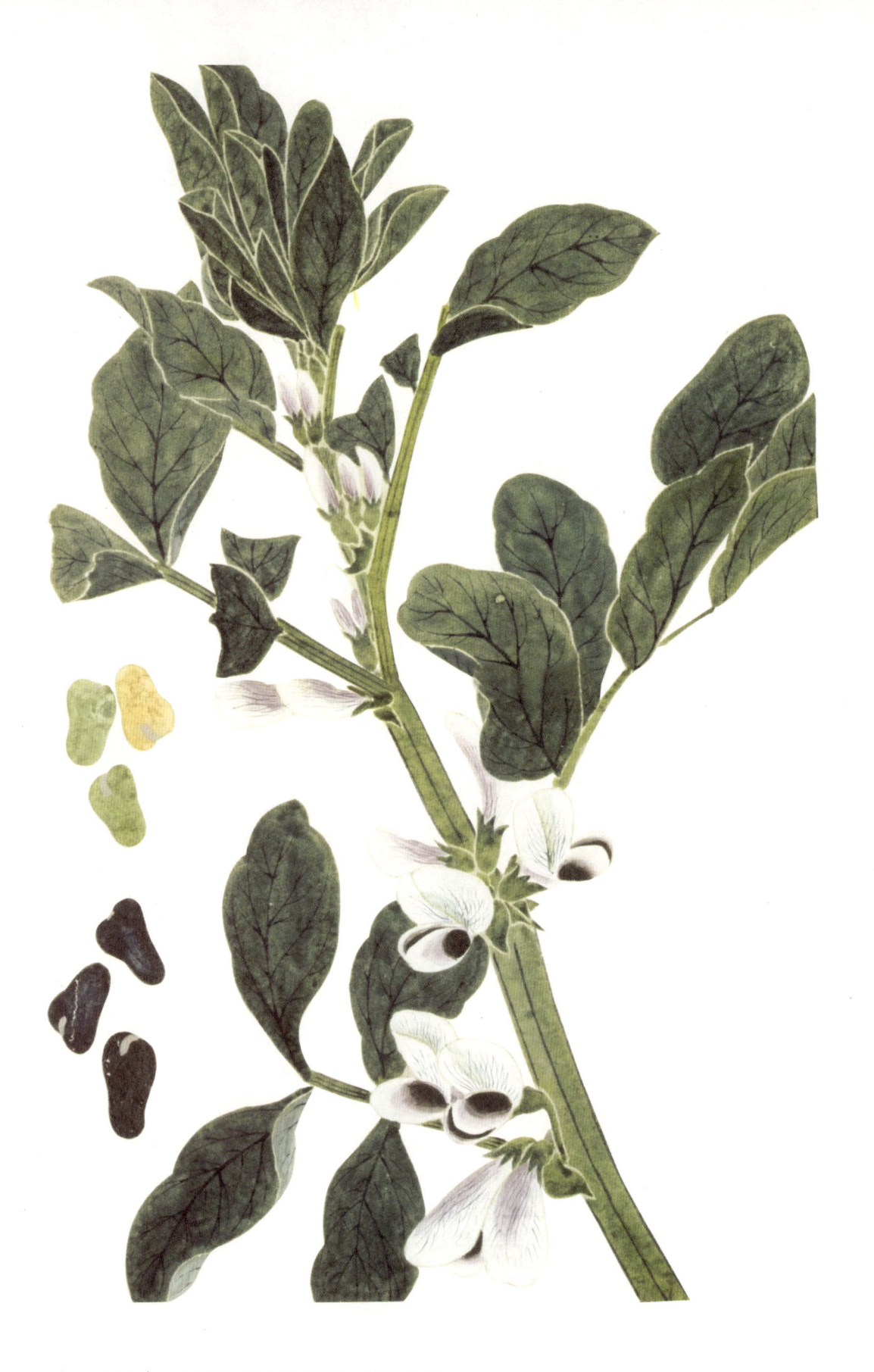

106 | 《本草纲目》里的博物学：蔬菜与稻谷

找老妇人，可老妇人已不见了踪影。阿远便小心地将豆苗移植到自家院中，每日精心照料。

说来神奇，原本奄奄一息的豆苗在阿远的照顾下，竟以肉眼可见的速度疯长。不出三日，藤蔓便爬上了篱笆，结出了很多豆荚。当晚，那位老妇人突然现身在阿远的梦中。她笑着说："我本是天上掌管五谷的豆娘，见你们被湿邪所困，特意下凡搭救。这豆儿生于土中，得土气最厚，能健脾利湿，正是梅雨季的克星。"说完，她化作一阵清风消失不见了。第二天，阿远摘下豆荚，将其煮熟后端给水肿最严重的王大爷。王大爷喝下半碗蚕豆汤，次日清晨，双腿的水肿竟消退了大半。

消息像长了翅膀似的传开，村民们纷纷上门讨要蚕豆。阿远带着大家在村后洼地开垦出大片豆田。自此每逢梅子黄时，家家灶头飘着蚕豆清香，村里的水肿病再也没复发过。村民们感念豆娘恩德，每年蚕豆丰收时都举办"豆娘节"，用蚕豆做成各种美食。

豌（wān）豆
好吃的小青豆

别名 青豆
分类 豆豆
习性 豆科，豌豆属
喜性 喜日照、喜寒湿，怕热
功效 健胃、利便

提到豌豆，就不能不说北京的名吃——豌豆黄。豌豆黄不仅是一道深受老北京人喜爱的民间点心，也是宫廷御用小吃的一种。据说，豌豆黄跟一位历史上的著名人物——慈禧太后有着不可分割的关系。

相传慈禧太后是个戏迷，她经常请戏班子来宫廷排演操练，自己也会哼上两句。一日，慈禧太后外出听戏听得有些乏了，便命人服侍她到北海静心斋歇息。谁知，慈禧太后这边刚歇下，外面就传来一阵敲锣打鼓的吆喝声。

慈禧太后十分恼火，随行的小太监也战战兢兢，浑身发抖。不知道谁惹怒了这位老佛爷，后果不堪设想。

这时，慈禧太后身边的大太监李莲英灵机一动，说道："外面准是卖豌豆黄和芸豆卷的小商贩，老佛爷您有所不知，这豌豆黄和芸豆卷可是好东西，不但美容养颜，味道也相当不错。"慈禧太后最喜欢美食，李莲英这话正好说到她心坎里了。慈禧太后抿着嘴一

豌豆是豆科豌豆属的一年生攀援草本，别名青豆。豌豆嫩苗、嫩芽、种子供食用，种子也可入药，茎叶可作绿肥或饲料。

豌豆株高为 0.5～2 米，呈绿色，枝干光滑无毛，茎圆而细长；叶为偶数羽状复叶，托叶为心形，小叶为卵圆形；根系较为发达，侧根分枝多。

豌豆花期在 6—7 月，果期在 7—9 月。花在叶腋下单生或多朵排列成簇状，花萼为钟形，花瓣大小不同，花色多样，但以白或紫两种居多。荚果肿胀，长椭圆形，表面呈绿色、黄绿色或红色，荚内种子近乎圆形，表面有皱或无皱，不同时期有黄绿、绿以至灰色、褐色、红色等颜色。

豌豆喜温暖湿润的气候，喜光，半耐寒，不耐燥热，抗旱性差，可适应各类土壤环境，在中国四川、青海、湖北等地均有分布。

乐："那就把那小贩叫来吧。"小太监赶紧去找，不多时就带来一个卖豌豆黄和芸豆卷的小贩。

小贩战战兢兢地跪在地上，用双手奉上新鲜的豌豆黄和芸豆卷，请慈禧品尝。慈禧尝了尝芸豆卷，嗯，味道不错；再尝了尝豌豆黄，慈禧立刻露出笑意。李莲英知道慈禧的心思，赶紧对小贩说道："你这豌豆黄是如何制作的，还不报与老佛爷听？"

小贩赶紧磕了个头，说道："小人做的豌豆黄，是选用上等白豌豆，剔除杂质后洗净、焖烂，再用细篾箩过筛沉淀，加入白糖和桂花，等冷却后放入模具中即可。"

慈禧太后点了点头，李莲英给了点赏钱，便把小贩放走了。

为了与民间的豌豆黄区别开，御厨们在摆盘时加入心思，附了几块金糕。从此，清宫御膳房就多了这样一道精致的点心。

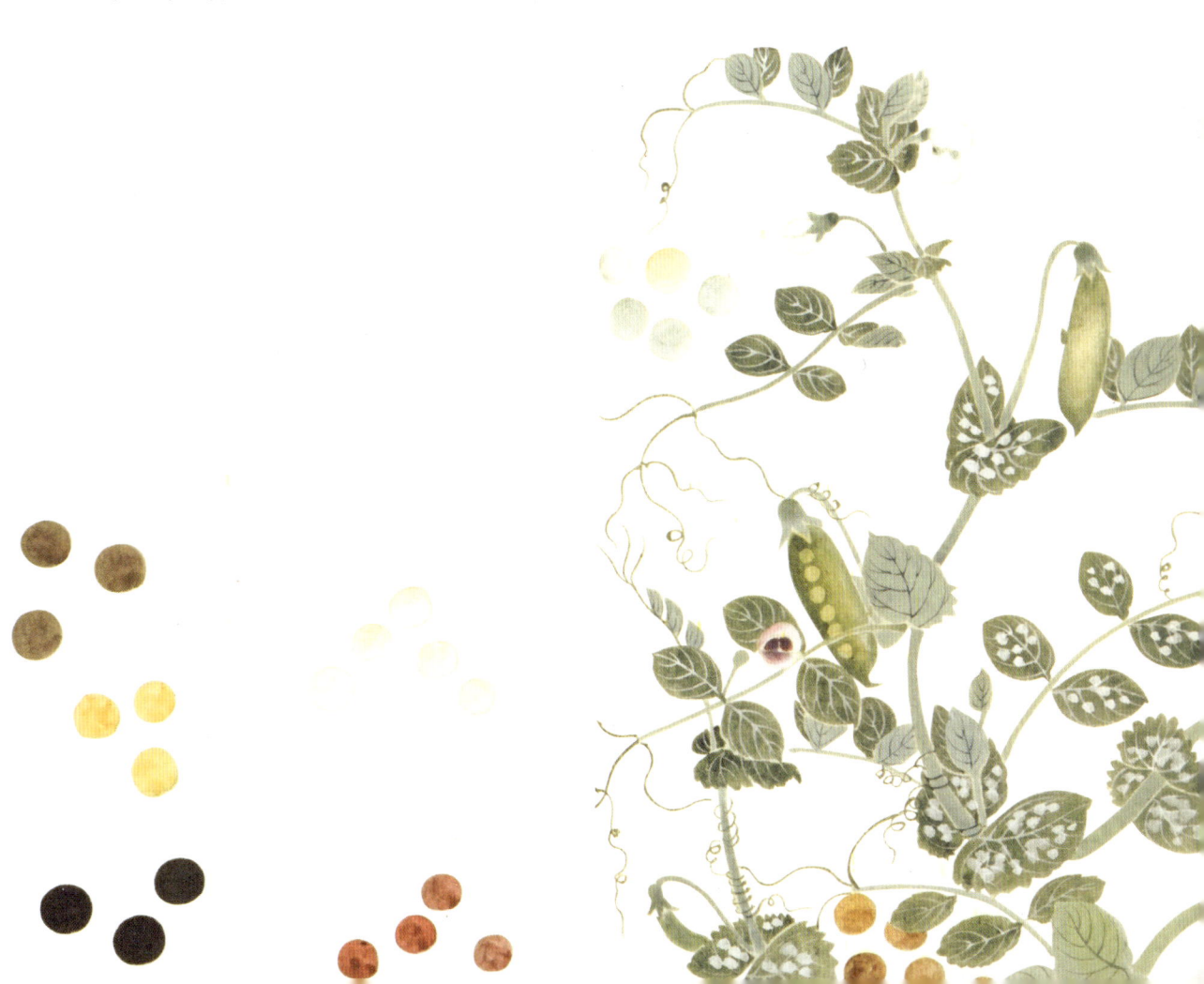

赤小豆
红豆沙由它制成

别名 红豆
分类 豆科，豇豆属
习性 耐贫瘠，喜黏土
功效 消水通气、健脾胃

相传，古时候有这样一对夫妻，丈夫英俊勇敢，妻子美丽贤惠。可是，二人新婚不久，丈夫就被国家征兵去了战场。丈夫走后，妻子就每日站在村口，等待丈夫归来。日复一日，妻子等了三年多也不见丈夫归来，思念丈夫的她日日都以泪洗面。

这天一大早，她又到村口等待丈夫，这时，远远过来一个卖柴的樵夫，身形很像跟丈夫一道被征兵的好友。妻子赶忙跑去，果然，正是跟丈夫同去的那个人。

那人见到女子，有些为难地说："我与你丈夫在同一个军营中，可一年前，你丈夫牺牲在战场上，我侥幸逃脱，便偷偷跑回来了。"

妻子闻言大惊失色，却怎么也不信丈夫已死的消息，她依旧日日在村口大树下等待丈夫归来。最后，妻子的眼泪都流干了，双眼不停滴落红色的鲜血，鲜血一颗一颗掉落在大树旁。

第二年，妻子因忧思成疾，没能熬到来年春天

赤小豆是豆科豇豆属的一年生半缠绕草本植物，别名红豆。赤小豆茎纤细，长达1米；羽状复叶具3小叶；托叶盾状，披针形或卵状披针形，两端稍尖；总状花序腋生，苞片披针形，花梗较短，花黄色，长约1.8厘米，宽约1.2厘米。

中国是世界上赤小豆产量最大的国家，也是赤小豆的主要出口国。

赤小豆可食用，亦可入药，具有利尿除湿、补血行血、健脾消肿等功效。

就去世了。妻子去世后，村口的大树竟然结出了一颗一颗红色的豆子。为了纪念深情坚贞的妻子，人们就将这种豆子称作"相思豆"。

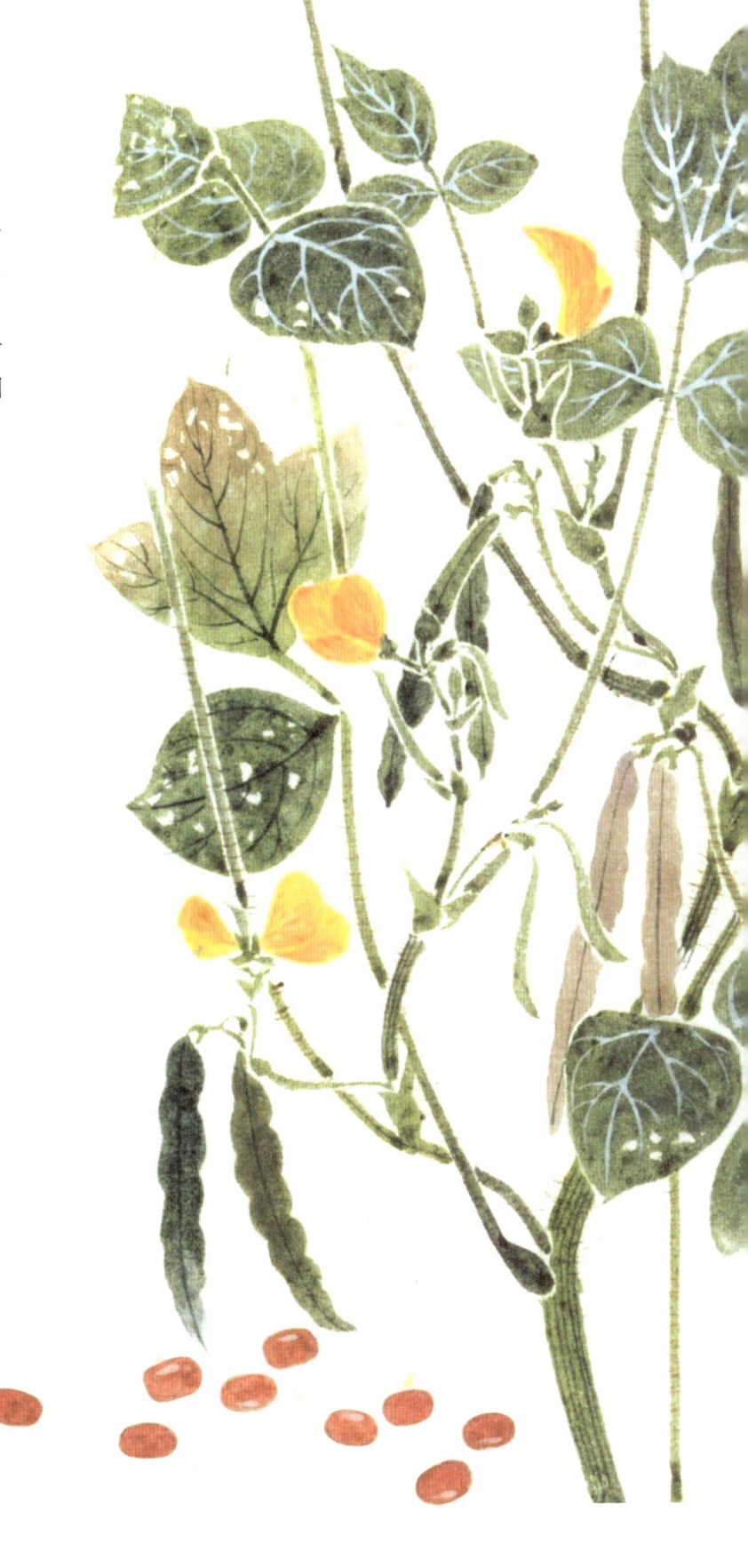

绿豆

天热时喝一碗绿豆汤

别名 青小豆

分类 豆科，豇豆属

习性 喜温暖、湿润，耐旱、耐瘠性

功效 清热解毒、消暑

绿豆有清凉解毒、安神补气的药效，其种子磨粉或做馅料同样有如此效用。李时珍《本草纲目》中就有记载："绿豆磨之为面，澄滤取粉，作饵炖糕……有解诸热、补益气、调五脏、安精神、厚肠胃之功。"

将绿豆磨成面粉或以之为馅儿制成的食物即为绿豆糕，而关于绿豆糕，还有一段久远的故事。

传说，春秋战国时期，有一段时间战乱不休，民不聊生。当时有一对夫妻为了谋生，一路奔波来到了山西，他们听说当地有个地方需要干重活的苦力后，就留了下来。

这对夫妻都是勤快人，丈夫经常是天不亮就干活去了，天黑透了才回来。妻子也很早就起床，在家里忙东忙西，最主要的是为丈夫准备适合节令且有营养的食物，但由于食材匮乏，总是不能如愿以偿。

春天时，妻子开垦出一片空地，种了些绿豆，想着到炎热时为丈夫熬汤祛暑。转眼到了夏天，妻子每天都会熬上一锅浓浓的绿豆汤，中午时给丈夫送去。

绿豆是豆科豇豆属的一种植物，别名青小豆。先秦时期爱国诗人屈原的著作《离骚》中称绿豆为"菉"。

绿豆植株高20～60厘米，茎表面呈褐色，布有硬毛；羽状复叶，叶柄较长，托叶和小叶均为卵形，小叶顶部形状偏细，基部则偏圆，两面或多或少长有茸毛。

绿豆初夏开花，6—8月结果。其花瓣有翼瓣、旗瓣、龙骨瓣之分，翼瓣卵形，颜色明黄；旗瓣无毛，形状接近方形，顶部向下微微弯曲，外部一般为黄绿色，内部有时为粉红色；龙骨瓣为镰形，色绿而染粉红。豆荚为圆柱形，每个种子间略有收缩，未成熟时呈绿色，成熟后变黑或黑绿，种子色淡绿或黄褐。

绿豆适应性强，在多种土壤条件下均可生长，喜温，不耐霜冻，忌连种，原产于印度、缅甸，如今在东南亚地区普遍种植，中国南北各地均有栽培。

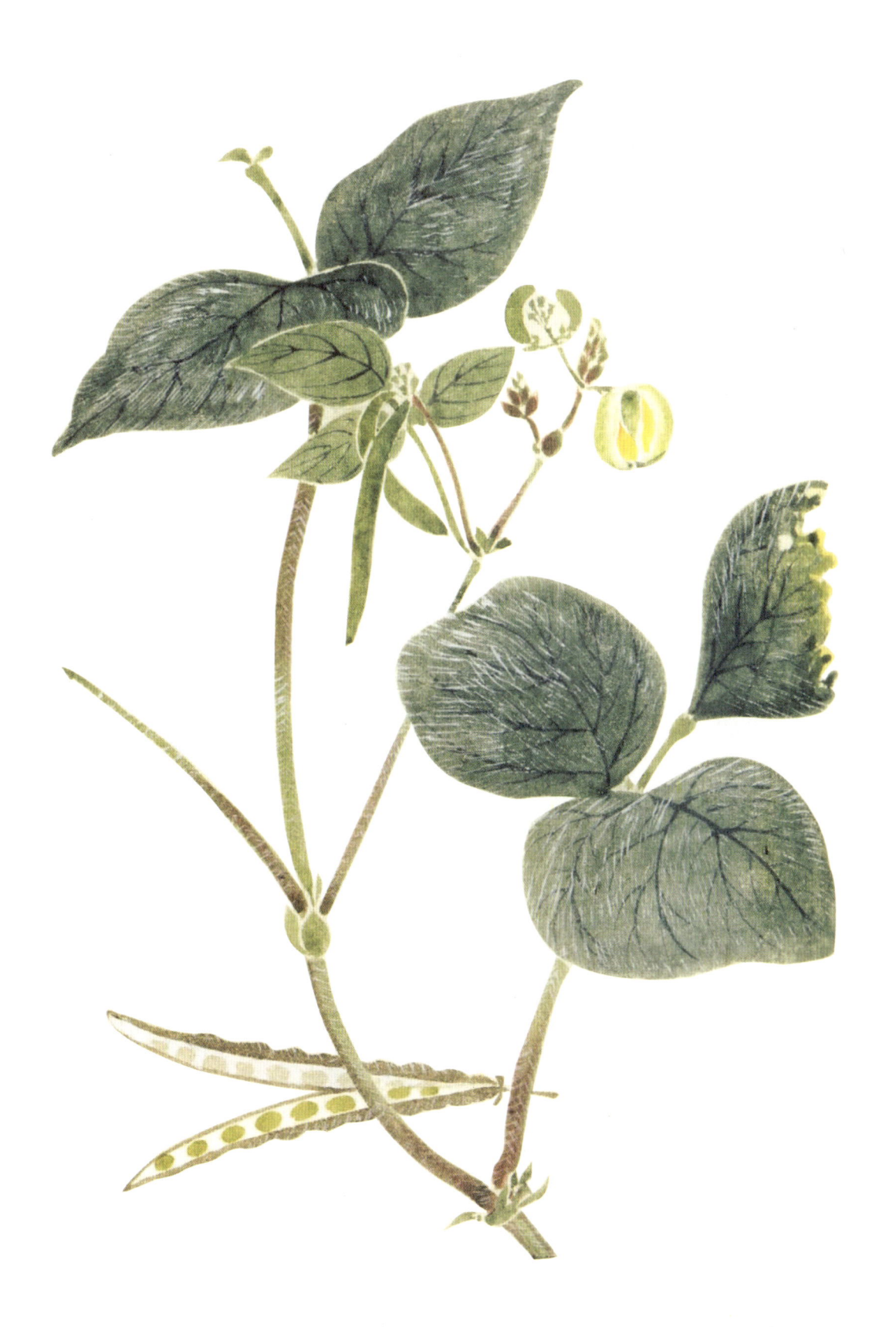

第六章 豆类：圆圆滚滚的豆子 | 113

有一天，妻子看着锅里剩下的不少绿豆，心中若有所思：这些绿豆干吃味道不好，但扔掉是万万不能的，该怎么办呢？

思索一段时间后，妻子想出了一个好办法。她将煮熟的绿豆按压成泥状，又将柿饼去核切成小块与之混合，然后放入锅中蒸制，待柿饼熟后将两者充分搅拌，按压成块，再置于凉水中冷却，第二天放入盐水一浸，最后倒出切块。

妻子将这新研发出来的食物递给丈夫时，丈夫有些惊讶，尝了一口后，瞬间感觉身体清凉了很多，且味道非常好。丈夫随后便称赞妻子贤惠能干，也夸那绿豆柿子饼美味、抗饿又解暑。

这绿豆柿子饼便是早期的绿豆糕。在长期的发展中，绿豆糕有了更多的形状和种类，而绿豆清热解毒的功效也一直被人们所熟知和应用。

大豆
中国的骄傲

别名	黄豆
分类	豆科，大豆属
习性	惧寒，耐贫瘠
功效	健脾宽中、润燥消水

相传李渊夺取了隋朝江山后没几年，李世民发动了玄武门之变，又逼迫李渊退位。这让玉帝十分恼怒。于是，玉帝派天魔心月狐下凡，搅乱李唐江山。

天魔心月狐下凡后，投生到商人武士彟家里，就是后来著名的武则天。武则天称帝后，又因一件事情触怒玉帝，玉帝传召各位龙王，三年内谁都不准向人间降雨。

管天河的龙王接旨后，心下怜悯百姓，却也无可奈何。这日，他忍不住拨开云雾，视察人间情景。谁知云雾尚未拨开，管天河的龙王就被饥民的哀号声吓了一跳。他定睛一看，田地里的庄稼全都枯死，人间也是一片疮痍。龙王心下不忍，于是抗旨降雨。玉帝大怒，立刻将龙王压在一座大山下，并在山旁立下一座有字石碑：

龙王降雨犯天规，当受人间千秋罪。要想重登凌霄阁，除非金豆开花时。

百姓感念龙王的大恩大德，想从山下救出龙王。

大豆是豆科大豆属的一年生草本双子叶植物，别名黄豆。

大豆株高30～90厘米，根系呈钟罩状，有主侧之分；茎粗壮直立，表面密布褐色硬毛；叶为三出复叶，托叶有纹理，覆有黄色细毛，小叶宽卵形；花呈蝶状，花萼披针形，花有紫色、淡紫色或白色；荚果肥大，稍稍弯曲，一般为黄绿色，覆有褐黄色长毛；种子椭圆形、近球形，表面光滑，有淡绿、黄、褐和黑色等。

大豆喜暖，在温暖的环境下生长最佳；喜光，对光照条件反应敏感，是短日照作物；对水需求量大，以排水良好、保水性强、土层深厚的土壤最为适宜，但对土质要求不高，几乎在所有的土壤中均可生长。

大豆起源于中国，在我国已经有5000多年的栽培历史了，目前在全国各地区均有种植，其中东北地区大豆质量最优。

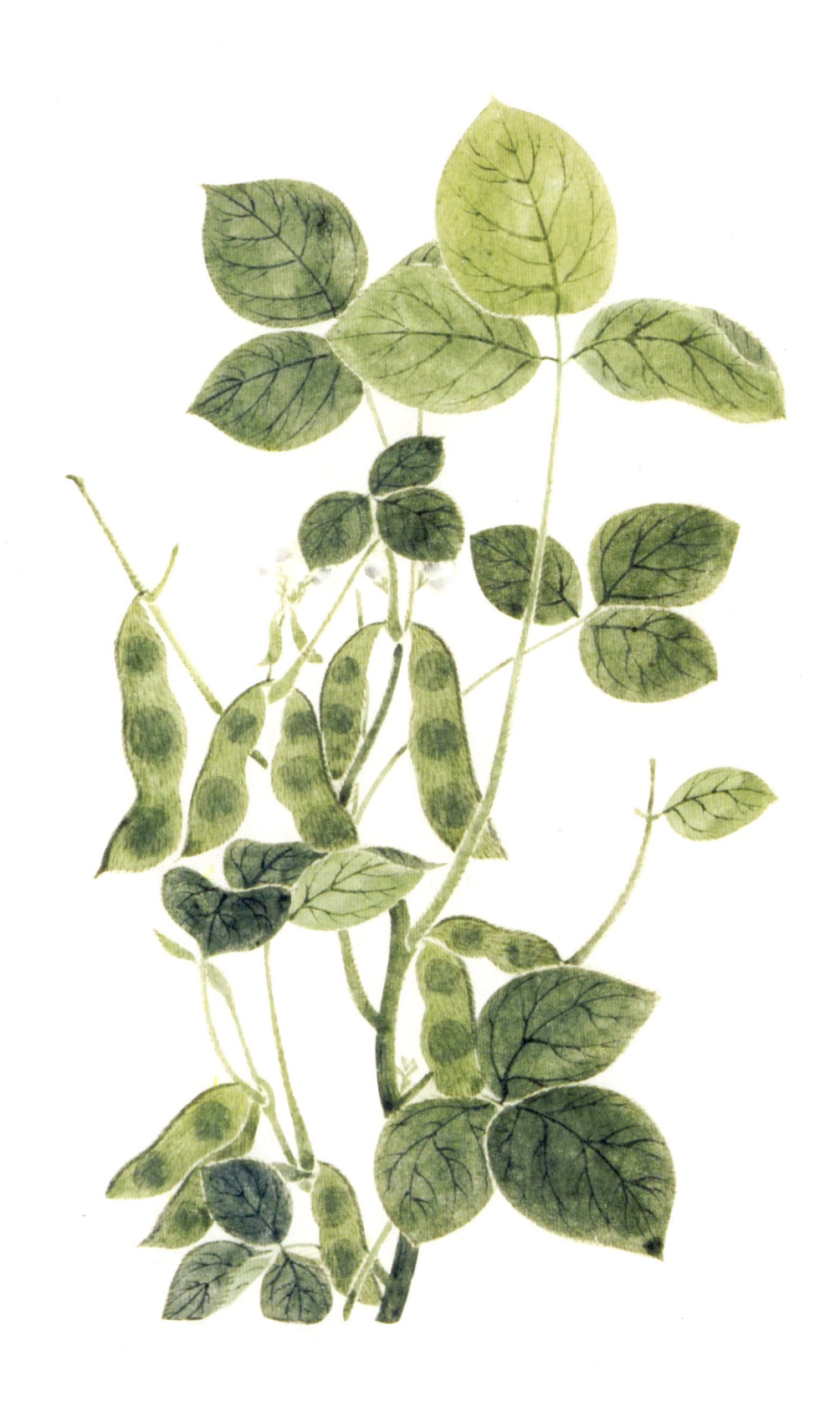

116 | 《本草纲目》里的博物学：蔬菜与稻谷

可这座大山移走一点，立刻又生出一点，根本没有办法。这时，一位农夫思忖片刻道："金豆不就是黄豆吗？将金豆炒至开花，不就应了那句'金豆开花'了吗？"

大家立刻拍手称好，于是纷纷回家取豆，并将其炒至外皮爆开，宛若金花。玉帝看了之后，只好将龙王从山下放出来。

这天正好是农历二月初二，所以人们就将这一天称作"龙抬头"。时至今日，仍有不少地方保留着"吃炒金豆"的习俗。

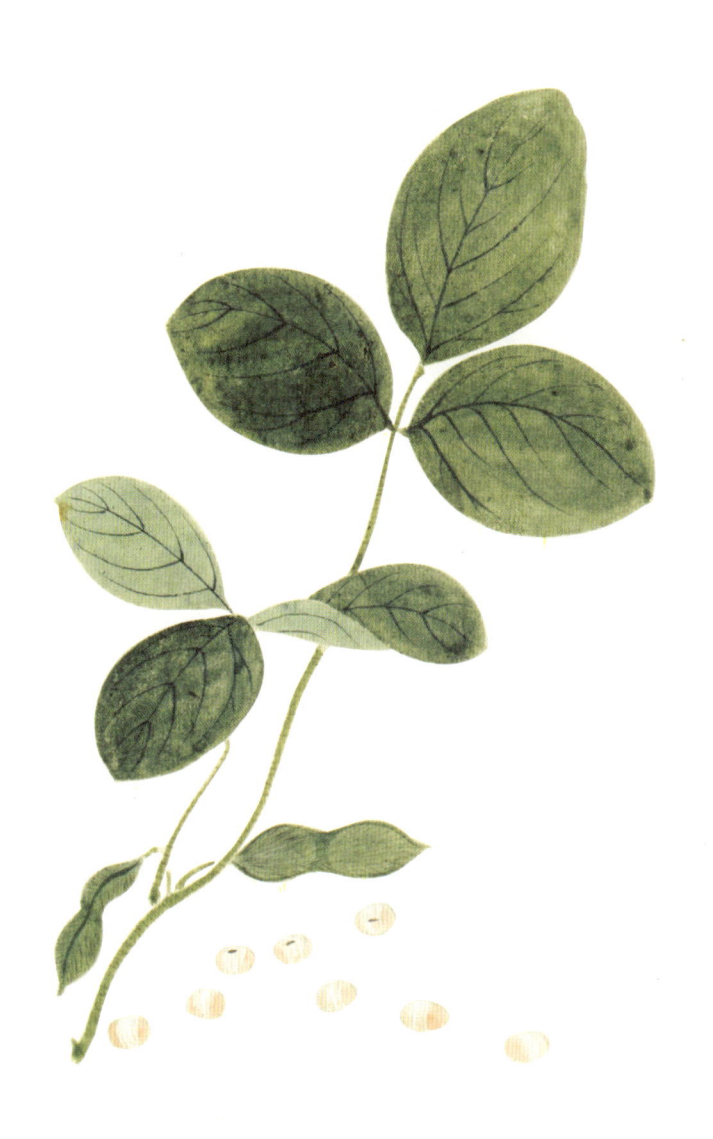

刀豆

我们常吃的豆角

别名	豆角
分类	豆科，刀豆属
习性	喜温耐热，不耐霜冻
功效	强肾、健脾胃

相传南宋时期，湖南有一名士叫作易祓，他与著名词人姜夔是"折节之交"，与汤璹、王容并称"长沙三俊"。

易祓在太学读书的十年间，他的妻子曾写下一首《一剪梅》，并寄给易祓。《一剪梅》全词为："染泪修书寄彦章，贪作前廊，忘却回廊。功名成就不还乡。铁做心肠，石做心肠。红日三竿懒画妆，虚度韶光，瘦损容光。不知何日得成双，羞对鸳鸯，懒对鸳鸯。"收到词后，易祓更加用心读书，以求早日回乡与妻子相聚。

后来，易祓获得了殿试机会。可是，由于易祓出身寒微，又是头一次上殿，他紧张到打嗝不止。眼看就要失去这次千载难逢的机会，邻居大娘赶紧取来刀豆蜜饯让易祓吃下。说来也神奇，刀豆蜜饯入口后，易祓打嗝立刻止住了。这次殿试，易祓表现得非常好，最终位列殿试第三名，宋孝宗特赐其"释褐状元"称号。

刀豆是豆科刀豆属的缠绕草本，别名豆角。刀豆叶为羽状复叶，小叶卵形，基部呈宽楔形；叶柄稍短，小叶柄被毛；总状花序具长总花梗，总轴中部有花数朵；花梗极短，小苞片卵形；花冠白色或粉色，旗瓣呈宽椭圆形；带状荚果，种子椭圆，种皮红色或褐色。

刀豆喜温耐热，好强光，对土壤适应性较强，在热带、亚热带及非洲地区均有分布，中国刀豆产区主要在长江以南一些省份。

刀豆嫩荚和种子均可食用，先以盐水煮熟，再以清水熬煮为好。其味甘性平，具有温中下气、益肾止呕的功效，对于腹胀、呕吐、虚寒性呃逆及肾虚所导致的腰痛等病症具有较好疗效。

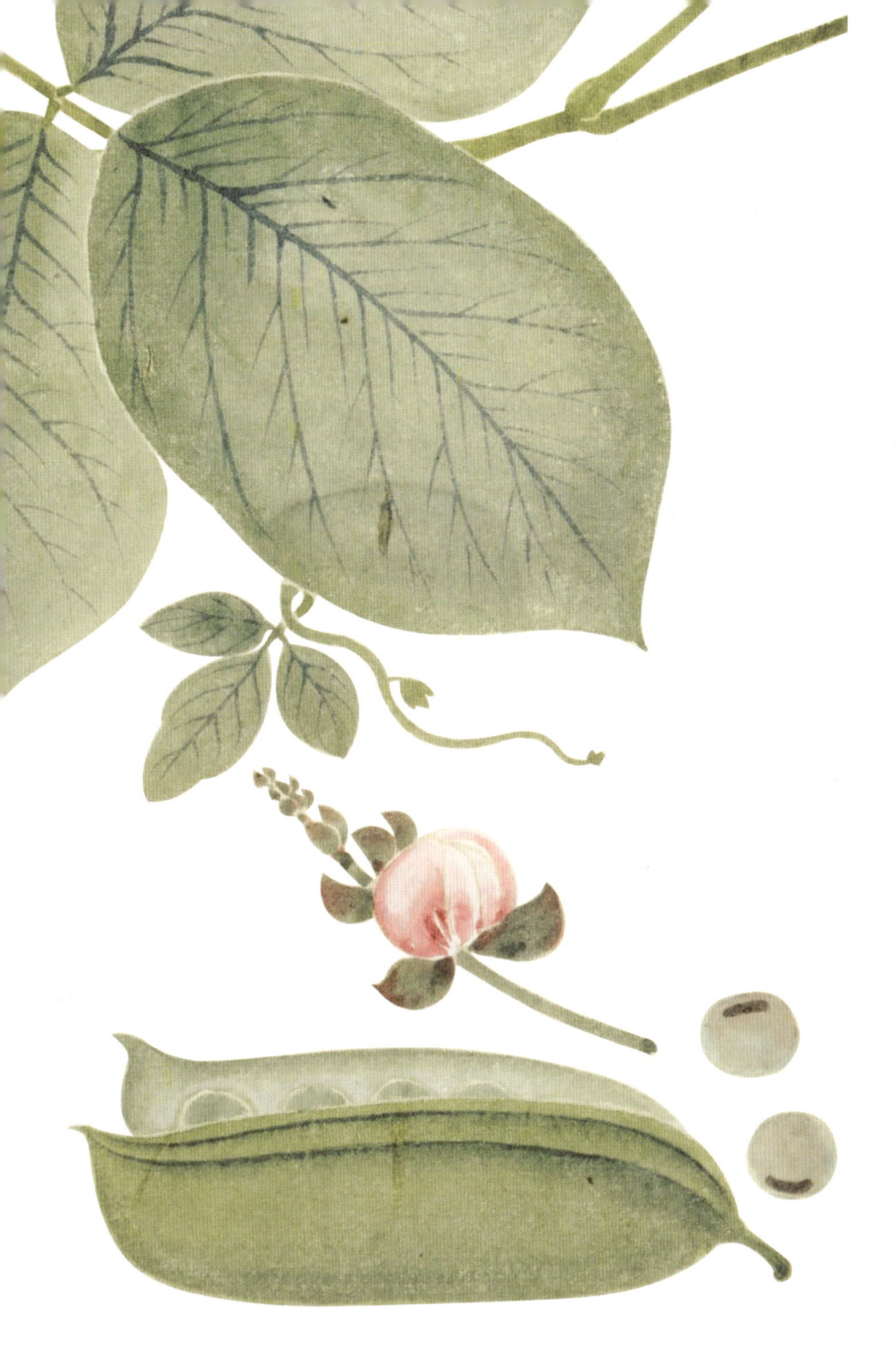

后来,易被官至礼部尚书,想到殿试前的刀豆蜜饯,不禁感慨不已,于是以蜜浸刀豆花进献孝宗。孝宗尝后大喜,这道蜜浸刀豆花立刻享誉京师。后来,这道菜还被列入了宋朝的贡品名单。

时至今日,刀豆花仍然是湖南地区的著名吃食,并且深受人们的喜爱。

图书在版编目（CIP）数据

《本草纲目》里的博物学 . 蔬菜与稻谷 / 余军编著 . --
贵阳 : 贵州科技出版社 , 2025.3. -- ISBN 978-7-5532-
1240-1

Ⅰ . R281.3-49

中国国家版本馆 CIP 数据核字第 2025MC9483 号

《本草纲目》里的博物学：蔬菜与稻谷
《BENCAOGANGMU》LI DE BOWUXUE：SHUCAI YU DAOGU

出版发行	贵州科技出版社
地　　址	贵阳市观山湖区会展东路 SOHO 区 A 座（邮政编码：550081）
网　　址	https://www.gzstph.com
出 版 人	王立红
责任编辑	陈　晏
封面设计	仙　境
经　　销	全国各地新华书店
印　　刷	河北鑫玉鸿程印刷有限公司
版　　次	2025 年 3 月第 1 版
印　　次	2025 年 3 月第 1 次
字　　数	691 千字（全 6 册）114 千字（本册）
印　　张	48.5（全 6 册）
开　　本	787 mm×1092 mm　1/16
书　　号	ISBN 978-7-5532-1240-1
定　　价	198.00 元（全 6 册）